I0702930

Ericson M'TREIZE

L'Art de Manger Conscient : Retrouver l'Équilibre dans l'Assiette

Dans une société où l'alimentation est souvent réduite à une simple fonction nutritive ou à une recherche effrénée de performance physique, nous avons perdu le lien profond qui nous unit à notre assiette. L'abondance de choix, les pressions sociales et les injonctions contradictoires sur ce qu'il convient de manger brouillent les repères. Pourtant, manger est un acte fondamental, un moment où se rencontrent nos besoins physiques, émotionnels et spirituels.

En réapprenant à écouter nos sensations, à choisir des aliments en accord avec nos valeurs, nous découvrons que l'acte de manger peut devenir un moment de plaisir, de connexion et de bien-être. Ce livre s'adresse à tous ceux qui cherchent à sortir du cycle des régimes et des restrictions pour se reconnecter à une alimentation saine, joyeuse et équilibrée.

Au fil des pages, vous trouverez des outils pratiques, des exercices de pleine conscience, et des réflexions sur la manière dont notre alimentation influence notre bien-être global. Il est temps de retrouver la sérénité dans nos assiettes et d'honorer le rôle central de la nourriture dans notre vie

TABLE DES MATIERES

Chapitre 1

Introduction à la Pleine Conscience Alimentaire

1.1. Qu'est-ce que la pleine conscience ?

Avant de plonger dans le concept de la pleine conscience appliqué à l'alimentation, il est essentiel de comprendre ce qu'est la pleine conscience (ou "mindfulness") dans un sens plus large. La pleine conscience trouve ses racines dans les pratiques méditatives bouddhistes, mais elle a été popularisée dans le monde occidental par des scientifiques et des psychologues comme Jon Kabat-Zinn, qui a développé des programmes basés sur la pleine conscience pour gérer le stress et améliorer le bien-être.

La pleine conscience peut être définie simplement comme l'art de porter une attention délibérée et non-jugeante à l'instant présent. Cela signifie observer nos pensées, nos sensations physiques, nos émotions et notre environnement de manière lucide et consciente, sans chercher à modifier ou à juger ce que nous ressentons. Dans notre société moderne, où les distractions sont omniprésentes, pratiquer la pleine conscience permet de ralentir et de reconnecter avec nous-mêmes.

1.2. Appliquer la pleine conscience à l'alimentation

Quand nous pensons à manger, nous imaginons souvent ce que nous allons cuisiner, les ingrédients que nous devons acheter ou le plaisir d'un repas en famille ou entre amis. Cependant, très peu d'entre nous réfléchissent à l'acte même de manger. Manger devient une activité automatique, effectuée dans le cadre de notre routine quotidienne, souvent sans réelle attention ou réflexion.

Appliquer la pleine conscience à l'alimentation consiste à porter une attention consciente et délibérée à chaque étape du processus alimentaire. Cela implique de prendre conscience non seulement des choix que nous faisons concernant la nourriture, mais aussi de la manière dont nous la consommons. Que se passe-t-il lorsque nous mangeons sans réfléchir ? Très souvent, nous mangeons trop ou trop peu, nous ingérons des aliments qui ne correspondent pas à nos besoins réels ou nous cherchons des solutions rapides pour satisfaire des émotions plutôt qu'une vraie faim.

En mangeant en pleine conscience, nous réapprenons à écouter notre corps et à répondre à ses besoins authentiques. Nous devenons plus attentifs aux signaux internes de la faim et de la satiété, et nous prenons du plaisir à savourer pleinement chaque bouchée. Cela signifie ralentir, observer nos aliments, ressentir leurs saveurs, textures et arômes, et être pleinement présent pendant le repas.

1.3. Pourquoi notre relation avec la nourriture est souvent déséquilibrée ?

Dans le monde moderne, la relation que nous entretenons avec la nourriture est profondément influencée par des facteurs culturels, sociaux et psychologiques. Les industries alimentaires, la publicité, les réseaux sociaux et les modes de vie trépidants ont créé un environnement où il est facile de perdre le contrôle de notre alimentation. Il existe plusieurs raisons pour lesquelles notre relation avec la nourriture est souvent déséquilibrée.

1.3.1. La disponibilité et l'abondance des aliments

Jamais dans l'histoire de l'humanité les aliments n'ont été aussi abondants et accessibles qu'aujourd'hui. Nous n'avons plus besoin de chasser ou de cueillir notre nourriture, ni même de passer des heures à la préparer. Les supermarchés et les restaurants proposent une quantité incroyable de choix alimentaires, souvent sous forme de plats rapides et transformés. Cette abondance peut nous pousser à manger même en l'absence de faim, simplement parce que la nourriture est là.

De plus, la nourriture industrielle est souvent conçue pour être hyper-appétente : elle combine des niveaux élevés de sucre, de sel et de graisses pour stimuler les centres de récompense du cerveau. Cela peut entraîner une surconsommation, car ces aliments créent une dépendance physique et mentale.

1.3.2. L'alimentation émotionnelle

Une autre raison pour laquelle notre relation à la nourriture est déséquilibrée est liée aux émotions. Nous vivons dans une société où le stress, l'anxiété et la pression sociale sont omniprésents. Beaucoup d'entre nous utilisent la nourriture comme une forme de réconfort, cherchant à apaiser des émotions négatives ou à remplir un vide émotionnel.

Cela crée un cycle destructeur où la nourriture devient une réponse automatique aux émotions difficiles. En mangeant pour soulager le stress ou la tristesse, nous ignorons les signaux réels de faim et de satiété de notre corps. Cela peut conduire à des comportements compulsifs, des excès alimentaires ou à la perte de contrôle face à la nourriture.

1.3.3. Le manque de temps et les repas multitâches

Dans notre société moderne, nous sommes constamment occupés et pressés. Cela a un impact direct sur notre façon de manger. Les repas sont souvent pris à la hâte, devant un écran, en voiture ou au travail. Cette manière de manger empêche notre cerveau de reconnaître pleinement les signaux de satiété, car notre attention est dispersée.

En mangeant de manière distraite, nous ne prêtons pas attention à ce que nous mangeons, à la quantité consommée ou à la manière dont cela nous fait sentir. Cela nous pousse à manger plus que nécessaire ou à faire de mauvais choix alimentaires. Les repas multitâches, pris en parallèle d'autres activités, coupent notre connexion avec l'expérience sensorielle et émotionnelle de la nourriture.

1.3.4. Les croyances alimentaires et la pression sociale

Nos croyances concernant la nourriture sont souvent dictées par des normes culturelles et sociales. La taille des portions, les types d'aliments considérés comme sains ou non, les régimes à la mode — tous ces éléments influencent notre façon de manger. Les médias sociaux, les magazines de mode et la pression de correspondre à des standards de beauté idéalisés peuvent aussi nous pousser à adopter des comportements alimentaires malsains.

Cela inclut des régimes restrictifs, des phases de jeûne ou de suralimentation, créant une relation instable avec la nourriture. Cette instabilité peut mener à des troubles alimentaires ou à un sentiment de culpabilité autour de certains aliments, renforçant un déséquilibre dans notre manière de nous alimenter.

1.4. Les objectifs de ce livre

Ce livre a pour objectif d'offrir une nouvelle perspective sur la manière dont nous mangeons et d'encourager une relation plus saine et plus consciente avec la nourriture. À travers les principes de la pleine conscience appliqués à l'alimentation, nous chercherons à :

1. **Réapprendre à écouter notre corps** : En nous reconnectant aux signaux naturels de faim et de satiété, nous serons capables de manger selon les besoins réels de notre corps, plutôt que sous l'influence de facteurs externes ou émotionnels.

2. **Développer une relation non-jugeante avec la nourriture** : La pleine conscience nous invite à adopter une attitude bienveillante et non-jugeante envers nous-mêmes et nos comportements alimentaires. Cela signifie se détacher de la culpabilité ou de la honte qui peuvent entourer nos choix alimentaires et à nous concentrer sur l'expérience présente de manger.

3. **Redécouvrir le plaisir de manger** : Manger en pleine conscience nous permet de savourer pleinement nos aliments, en redécouvrant les plaisirs sensoriels associés à chaque bouchée. Cela transforme l'alimentation en une expérience enrichissante, plutôt qu'une simple obligation.

4. **Favoriser une alimentation équilibrée et intuitive** : La pleine conscience nous aide à retrouver une alimentation qui répond aux besoins de notre corps, de manière naturelle et intuitive. Il ne s'agit pas de suivre un régime restrictif, mais plutôt de développer une relation saine et harmonieuse avec la nourriture.

5. **Réduire le stress et l'alimentation émotionnelle** : En prenant conscience de nos émotions et de la manière dont elles influencent nos comportements alimentaires, nous pourrons progressivement briser le cycle de l'alimentation émotionnelle. Cela passe par la reconnaissance de nos besoins émotionnels réels et par le développement de nouvelles stratégies pour les combler sans avoir recours à la nourriture.

Ce livre vous accompagnera donc dans un voyage vers une relation plus consciente, sereine et équilibrée avec la nourriture. Que vous cherchiez à améliorer votre santé, à retrouver un poids de forme ou simplement à savourer davantage vos repas, la pleine conscience appliquée à l'alimentation peut vous aider à atteindre ces objectifs.

1.5. Pourquoi choisir la pleine conscience alimentaire ?

Manger en pleine conscience ne se résume pas à contrôler ce que nous mettons dans notre assiette, mais bien à transformer notre relation à la nourriture, un aspect central de notre quotidien. De nombreuses études démontrent que cette approche offre des bienfaits considérables sur la santé physique et mentale. Explorons quelques raisons pour lesquelles choisir la pleine conscience alimentaire peut véritablement changer notre vie.

1.5.1. Amélioration de la digestion

Lorsque nous mangeons rapidement ou distraitement, notre corps n'a pas toujours le temps de bien digérer ce que nous consommons. Les enzymes et autres mécanismes digestifs ne sont pas activés de manière optimale, ce qui peut entraîner des ballonnements, des indigestions ou des problèmes de transit intestinal. En mangeant en pleine conscience, nous prenons le temps de mâcher correctement nos aliments, de les savourer et de les digérer plus facilement.

Cette approche aide aussi à réduire le stress, un facteur majeur de troubles digestifs. Le stress chronique affecte la production de sucs digestifs et ralentit la motilité intestinale, aggravant des symptômes tels que le syndrome du côlon irritable. Lorsque nous nous concentrons pleinement sur chaque bouchée, en appréciant la nourriture, nous favorisons une meilleure digestion et minimisons l'impact du stress sur notre système digestif.

1.5.2. Régulation du poids

L'un des bienfaits les plus reconnus de la pleine conscience alimentaire est son efficacité pour favoriser une gestion saine du poids. Contrairement aux régimes restrictifs qui créent souvent de la frustration et de l'effet "yoyo", la pleine conscience aide à écouter les véritables besoins du corps. Plutôt que de compter les calories ou de suivre des règles rigides, nous apprenons à nous fier à nos sensations de faim et de satiété.

Des études ont montré que les personnes qui mangent en pleine conscience sont plus susceptibles de maintenir un poids stable à long terme. Elles sont moins enclines à la surconsommation, car elles sont plus conscientes de la qualité et de la quantité de ce qu'elles mangent. De plus, en savourant réellement leurs repas, elles ressentent une plus grande satisfaction, ce qui réduit l'envie de grignoter entre les repas ou de céder à des envies de nourriture peu saine.

1.5.3. Réduction des troubles alimentaires

L'alimentation compulsive, le grignotage émotionnel ou encore l'anorexie et la boulimie sont des comportements alimentaires déséquilibrés qui peuvent profondément affecter notre santé. La pleine conscience alimentaire peut être un outil puissant pour réduire ces comportements destructeurs.

En étant pleinement attentif à nos émotions et aux déclencheurs qui nous poussent à manger de manière compulsive, nous sommes mieux équipés pour faire face à ces impulsions. La pleine conscience nous apprend à distinguer la faim émotionnelle de la faim physique, nous aidant ainsi à répondre à nos émotions de manière plus appropriée, sans recourir systématiquement à la nourriture.

De plus, la pleine conscience peut réduire l'anxiété autour de l'alimentation, un facteur souvent présent dans les troubles alimentaires. Elle nous encourage à nous détacher de l'idée que certains aliments sont "bons" ou "mauvais", et à adopter une approche plus bienveillante envers nous-mêmes et notre corps.

1.5.4. Amélioration du bien-être mental

Manger en pleine conscience ne concerne pas seulement la nourriture ; il s'agit aussi d'apprendre à ralentir dans un monde souvent chaotique. La pratique de la pleine conscience alimentaire encourage une reconnexion avec nous-mêmes et notre environnement. Cela peut entraîner une réduction du stress, une augmentation de la satisfaction quotidienne et un sentiment de calme général.

Lorsque nous ralentissons pour apprécier nos repas, nous offrons à notre esprit une pause dans le flot incessant de pensées et d'activités. Ce moment de pleine conscience peut être une forme de méditation, nous aidant à réduire les niveaux d'anxiété et à cultiver un sentiment de gratitude pour la nourriture que nous consommons.

1.5.5. Soutien à une alimentation durable

L'un des aspects les plus importants de la pleine conscience alimentaire, mais aussi souvent négligé, est son lien avec une alimentation plus respectueuse de l'environnement. En étant plus conscients de nos choix alimentaires, nous devenons plus attentifs à la provenance de notre nourriture, à la manière dont elle est produite et à son impact sur la planète.

Manger en pleine conscience nous encourage à consommer moins d'aliments ultra-transformés, souvent produits à grande échelle et avec un impact écologique élevé. À la place, nous pouvons privilégier des aliments locaux, de saison, et produits de manière durable. En mangeant de manière plus intuitive et en respectant nos besoins, nous avons également tendance à réduire le gaspillage alimentaire, car nous achetons et consommons uniquement ce dont nous avons besoin.

1.6. Les fondements de la pleine conscience alimentaire

Maintenant que nous avons exploré les raisons pour lesquelles la pleine conscience appliquée à l'alimentation est bénéfique, il est temps de comprendre les principes de base sur lesquels repose cette pratique. Ces fondements guideront le lecteur tout au long du livre et seront approfondis dans les chapitres suivants.

1.6.1. L'attention au moment présent

La pleine conscience, qu'elle soit appliquée à l'alimentation ou à une autre activité, repose avant tout sur l'idée d'être totalement présent dans l'instant. Lorsque nous mangeons, cela signifie être conscient de tout ce qui se passe, depuis les sensations dans notre corps jusqu'aux saveurs, textures, et odeurs des aliments. Cela signifie aussi observer sans jugement nos pensées et émotions liées à la nourriture.

1.6.2. L'écoute des sensations internes

La pleine conscience alimentaire nous invite à nous reconnecter avec les signaux internes de notre corps : la faim, la satiété, mais aussi le plaisir et le confort. En apprenant à prêter attention à ces sensations, nous développons une relation plus équilibrée avec la nourriture et sommes moins influencés par des stimuli externes tels que la publicité ou les habitudes sociales.

1.6.3. La non-judgmentalité

L'un des principes clés de la pleine conscience est d'observer nos pensées et comportements sans les juger. En matière d'alimentation, cela signifie se libérer des jugements moraux associés à la nourriture (ceci est bon, cela est mauvais) et adopter une attitude plus bienveillante envers soi-même. Cela nous aide à sortir du cycle de la culpabilité et du contrôle alimentaire excessif pour adopter une approche plus saine et sereine.

1.6.4. La patience et la persévérance

Apprendre à manger en pleine conscience n'est pas un processus rapide ou facile. Il nécessite de la patience et de la pratique. Nos habitudes alimentaires se sont souvent construites sur des années, voire des décennies, et il est naturel que la transformation de ces comportements prenne du temps. L'essentiel est de ne pas se décourager et de continuer à s'exercer, en sachant que chaque petit progrès est une victoire vers une relation plus consciente avec la nourriture.

1.6.5. Cultiver la curiosité et l'ouverture d'esprit

La pleine conscience, appliquée à l'alimentation ou à toute autre facette de la vie, implique de cultiver la curiosité et l'ouverture. Lorsqu'il s'agit de manger, cela signifie être attentif et curieux à l'égard de chaque nouvelle expérience alimentaire, sans préjugés ni idées préconçues. Trop souvent, nous mangeons en mode automatique, sans vraiment prêter attention à ce que nous consommons. En cultivant la curiosité, nous pouvons explorer de nouvelles saveurs, textures, et même des aliments que nous n'aurions peut-être jamais envisagés auparavant.

La pleine conscience nous encourage à être ouverts et flexibles dans nos choix alimentaires. Par exemple, nous pourrions découvrir que nous aimons des aliments que nous pensions ne pas apprécier, simplement parce que nous leur avons donné une attention plus profonde et bienveillante. Cette ouverture à l'expérimentation et à l'exploration peut aussi élargir notre palette alimentaire et rendre l'expérience des repas plus enrichissante.

1.6.6. La gratitude envers la nourriture

Un autre principe fondamental de la pleine conscience alimentaire est la gratitude. Dans le rythme effréné de la vie moderne, il est facile de considérer la nourriture comme acquise, surtout lorsque celle-ci est abondante et accessible. Pourtant, chaque aliment que nous consommons a un parcours avant d'arriver dans notre assiette : des cultivateurs, des éleveurs, des fabricants, des cuisiniers, et bien d'autres contribuent à ce processus. Cultiver la gratitude pour chaque repas nous aide à apprécier la valeur des aliments et à les considérer non seulement comme une source de nutrition, mais aussi comme un don précieux.

La pratique de la gratitude peut être simple. Avant de commencer à manger, prendre un moment pour réfléchir à la provenance de la nourriture, aux efforts nécessaires pour la produire, et à la chance que nous avons de la consommer est une manière puissante d'ancrer la pleine conscience. En étant reconnaissants pour la nourriture, nous développons également un plus grand respect pour elle, ce qui peut nous encourager à mieux écouter nos besoins et à éviter le gaspillage alimentaire.

1.6.7. Réduire les distractions

Un autre aspect essentiel de la pleine conscience alimentaire est la réduction des distractions pendant les repas. Dans notre société moderne, il est courant de manger en faisant autre chose : regarder la télévision, consulter son téléphone, travailler, ou même conduire. Ces distractions coupent notre connexion avec l'expérience de manger, nous empêchant de pleinement savourer les aliments et de reconnaître les signaux de faim et de satiété.

Pour pratiquer la pleine conscience alimentaire, il est recommandé de créer un environnement propice à la concentration. Cela peut signifier éteindre les écrans, s'asseoir à une table, et s'accorder un moment de calme pour se concentrer uniquement sur la nourriture. Même si cela peut sembler difficile au début, cette habitude améliore considérablement la qualité de l'expérience alimentaire et nous permet de mieux écouter notre corps.

1.7. Les étapes de la pleine conscience alimentaire

Mettre en pratique la pleine conscience dans nos repas ne se fait pas du jour au lendemain. Cela nécessite d'apprendre à reconnaître nos habitudes alimentaires automatiques et à les remplacer par des comportements conscients et intentionnels. Voici les étapes essentielles pour intégrer la pleine conscience dans l'acte de manger, que nous développerons plus en détail dans les chapitres suivants.

1.7.1. Prendre conscience de ses habitudes alimentaires

Le premier pas vers une alimentation consciente est d'observer nos comportements sans jugement. Il est important de prendre note des moments où nous mangeons sans réfléchir, des émotions ou des événements qui déclenchent des fringales, et des habitudes que nous avons développées au fil du temps. Par exemple, est-ce que nous avons tendance à grignoter devant la télévision ? Mangeons-nous rapidement, sans vraiment prêter attention à ce que nous consommons ?

Cette prise de conscience est cruciale pour comprendre les comportements alimentaires qui ne nous servent plus et pour les changer de manière progressive. L'objectif n'est pas de nous critiquer ou de nous culpabiliser pour nos habitudes, mais d'identifier des opportunités de transformation.

1.7.2. Observer les sensations de faim et de satiété

Une fois que nous sommes plus conscients de nos habitudes alimentaires, la prochaine étape consiste à nous reconnecter à nos sensations internes de faim et de satiété. Trop souvent, nous mangeons pour des raisons externes (parce que c'est l'heure du repas, parce qu'il y a de la nourriture à disposition) ou émotionnelles (stress, ennui, tristesse), plutôt que de répondre aux véritables besoins de notre corps.

L'un des principaux enseignements de la pleine conscience alimentaire est d'apprendre à différencier la vraie faim de la faim émotionnelle. Cela implique de prêter attention aux signaux de notre corps, comme les gargouillis de l'estomac ou la baisse d'énergie, et de nous poser la question : « Ai-je vraiment faim, ou suis-je en train de manger pour une autre raison ? ». Une fois que nous avons identifié la faim, il est tout aussi important de reconnaître les signaux de satiété et de nous arrêter de manger avant de nous sentir trop rassasiés.

1.7.3. Manger lentement et savourer chaque bouchée

La pleine conscience nous invite à ralentir le rythme. En mangeant trop rapidement, nous ne donnons pas à notre corps le temps nécessaire pour envoyer des signaux de satiété, et nous passons à côté du plaisir de déguster nos repas. Manger lentement est une pratique simple mais puissante pour cultiver la pleine conscience alimentaire.

Une méthode efficace consiste à poser sa fourchette entre chaque bouchée, ou à compter au moins 20 mastications avant d'avaler. Cela peut sembler artificiel au début, mais cette approche permet de savourer pleinement chaque aliment, d'apprécier ses textures et ses saveurs, et de mieux reconnaître la satiété.

1.7.4. Prendre conscience des pensées et des émotions qui surgissent

Manger est une expérience multisensorielle qui ne se limite pas à la nourriture elle-même. Lorsque nous mangeons en pleine conscience, nous devons également prêter attention aux pensées et aux émotions qui surviennent pendant le repas. Est-ce que certaines pensées nous poussent à manger davantage, même lorsque nous sommes rassasiés ? Est-ce que des émotions comme la culpabilité ou l'anxiété surgissent à certains moments ?

Reconnaître ces pensées et émotions sans les juger nous permet de mieux comprendre notre relation avec la nourriture. Plutôt que d'y réagir automatiquement, nous apprenons à observer ces sensations et à y répondre de manière plus réfléchie. Cela nous aide à réduire les comportements alimentaires compulsifs ou émotionnels.

1.7.5. Intégrer la pleine conscience dans le quotidien

Enfin, pour que la pleine conscience alimentaire devienne une pratique durable, il est essentiel de l'intégrer dans notre quotidien de manière réaliste. Cela ne signifie pas que nous devons toujours manger en silence ou de manière parfaitement consciente, mais plutôt que nous cherchons à incorporer des moments de pleine conscience dans nos repas réguliers. Même quelques instants de concentration et d'attention durant un repas peuvent faire une grande différence.

Au fil du temps, cette approche deviendra plus naturelle, et nous pourrons constater une transformation non seulement dans notre manière de manger, mais aussi dans notre rapport à nous-mêmes et à notre bien-être général.

1.8 . Conclusions

Dans ce premier chapitre, nous avons posé les bases de ce qu'est la pleine conscience alimentaire et pourquoi elle est cruciale dans notre société moderne, où la relation à la nourriture est souvent déséquilibrée. Nous avons exploré les raisons pour lesquelles manger en pleine conscience peut améliorer notre digestion, nous aider à gérer notre poids, réduire les troubles alimentaires et améliorer notre bien-être mental.

Nous avons également vu que la pleine conscience alimentaire repose sur des principes simples mais puissants : être présent dans l'instant, écouter son corps, cultiver la curiosité, et manger avec gratitude et sans distraction. En suivant les étapes clés de cette pratique, nous pouvons progressivement transformer notre relation à la nourriture et retrouver une alimentation plus intuitive, naturelle et équilibrée.

Chapitre 2

Les Origines de Nos Comportements Alimentaires

Notre manière de manger, bien plus que la simple satisfaction d'un besoin biologique, est le fruit d'un mélange complexe de facteurs socioculturels, psychologiques, biologiques et environnementaux. Nos choix alimentaires sont façonnés par une multitude de forces qui, consciemment ou non, influencent la quantité, la qualité et la manière dont nous consommons nos repas.

Dans ce chapitre, nous explorerons les différentes origines de nos comportements alimentaires. Nous verrons comment les stimuli externes (publicité, accessibilité des aliments) et internes (stress, émotions) modifient nos habitudes. Enfin, nous analyserons les effets d'une alimentation déconnectée des sensations de faim et de satiété, et ses impacts sur notre santé et bien-être.

2.1. Les Facteurs Socioculturels

Les sociétés dans lesquelles nous vivons jouent un rôle considérable dans la formation de nos habitudes alimentaires. À travers l'histoire, les repas ont toujours été une activité profondément ancrée dans les cultures, représentant bien plus que la simple nécessité de nourrir le corps. La nourriture est un vecteur de tradition, d'identité, et de convivialité. Cependant, avec la mondialisation, les changements sociétaux et l'industrialisation de l'alimentation, nos comportements alimentaires se sont complexifiés, parfois au détriment de notre santé.

2.1.1. La Culture et la Tradition

Les habitudes alimentaires varient considérablement d'une culture à l'autre. Chaque société a ses propres règles en matière de ce qui est considéré comme un repas "normal" ou acceptable. Par exemple, dans certaines cultures asiatiques, le riz est un aliment de base, tandis qu'en Europe ou en Amérique, les féculents comme le pain ou les pâtes occupent une place prépondérante.

Les fêtes religieuses ou culturelles influencent également nos comportements alimentaires. Noël, Thanksgiving, le Ramadan ou encore le Nouvel An chinois sont des moments où la nourriture prend une place centrale dans la célébration. Ces événements nous rappellent combien nos choix alimentaires sont influencés par nos traditions et croyances, mais ils peuvent aussi encourager des excès qui ne sont pas toujours alignés avec les véritables besoins de notre corps.

Les normes sociales jouent également un rôle important. Par exemple, dans certaines cultures, la minceur est idéalisée, créant une pression pour maintenir un certain type de corps, ce qui peut influencer nos choix alimentaires de manière négative. D'autres cultures valorisent au contraire l'abondance et considèrent qu'un repas copieux est signe de prospérité.

2.1.2. Le Rôle de la Publicité et des Médias

L'influence des médias et de la publicité sur nos comportements alimentaires est indéniable. Chaque jour, nous sommes bombardés d'images de nourriture à la télévision, sur les réseaux sociaux, et dans les magazines. Ces stimuli visuels ont un effet puissant sur nos choix alimentaires, souvent de manière inconsciente. En effet, la publicité est conçue pour jouer sur nos désirs et nos émotions, nous poussant à acheter des produits alimentaires parfois riches en calories, en sucre et en graisses.

Les campagnes publicitaires de grandes entreprises agroalimentaires ne se contentent pas de promouvoir un produit : elles créent aussi un cadre psychologique et émotionnel autour de la consommation. Par exemple, des publicités pour des boissons sucrées ou des fast-foods associent souvent leurs produits à des moments de plaisir, de convivialité ou de récompense, renforçant ainsi l'idée que ces aliments sont associés à des émotions positives.

La télévision, en particulier, est un vecteur important de modèles alimentaires. Les émissions culinaires, les séries et les films mettent en scène des repas et des modes de vie qui influencent directement nos comportements. Les réseaux sociaux, avec la popularité des influenceurs et des food bloggers, renforcent cette influence en véhiculant des tendances alimentaires, souvent éphémères, qui façonnent nos habitudes de consommation.

2.1.3. L'Accessibilité des Aliments

Dans les pays développés, l'accessibilité de la nourriture n'a jamais été aussi grande. Grâce à l'industrialisation de l'agriculture et à la mondialisation, une variété d'aliments est disponible en permanence, à tout moment de l'année, et à des prix relativement abordables. Cette abondance est, paradoxalement, l'une des raisons pour lesquelles il devient de plus en plus difficile de manger en pleine conscience.

La disponibilité quasi instantanée des aliments transforme la manière dont nous nous rapportons à la nourriture. Alors que dans le passé, les repas étaient planifiés et la nourriture était souvent préparée avec soin, aujourd'hui, il est possible de commander un repas en quelques clics ou d'acheter des plats préparés en quelques minutes. Cette facilité d'accès contribue à des comportements alimentaires plus impulsifs et moins réfléchis.

De plus, la proximité des fast-foods et supermarchés, souvent remplis de produits ultra-transformés, pousse à la consommation d'aliments riches en calories, mais pauvres en nutriments. L'offre d'aliments peu sains, combinée à des stratégies marketing agressives, joue un rôle majeur dans l'augmentation des troubles liés à une alimentation déséquilibrée, comme l'obésité ou le diabète.

2.2. Les Facteurs Psychologiques

Nos émotions et notre état mental ont une influence directe sur nos choix alimentaires. Il est bien connu que le stress, l'anxiété, la dépression ou encore l'ennui peuvent nous pousser à manger, même en l'absence de faim réelle. Comprendre comment ces émotions affectent notre alimentation est essentiel pour apprendre à manger de manière plus consciente.

2.2.1. Le Stress et l'Alimentation Émotionnelle

Le stress est l'un des facteurs psychologiques les plus puissants qui influencent nos comportements alimentaires. En situation de stress, notre corps sécrète du cortisol, une hormone qui stimule l'appétit, en particulier pour des aliments riches en sucre et en graisse. Ces aliments procurent un sentiment de réconfort temporaire, mais à long terme, ils peuvent entraîner des déséquilibres alimentaires et des prises de poids.

L'alimentation émotionnelle est un comportement qui consiste à manger en réponse à des émotions négatives, telles que l'anxiété, la tristesse ou la frustration, plutôt qu'à une véritable faim. Cela peut devenir un cercle vicieux, car les aliments riches en sucres et en graisses augmentent le niveau de dopamine dans le cerveau, procurant un sentiment de bien-être temporaire, mais aussi un besoin constant de consommer ces mêmes aliments pour reproduire cette sensation.

2.2.2. L'Impact de l'Estime de Soi

L'estime de soi joue également un rôle crucial dans nos choix alimentaires. Les personnes ayant une faible estime d'elles-mêmes sont plus susceptibles de recourir à la nourriture pour se consoler ou s'apaiser. De plus, l'insatisfaction corporelle, souvent alimentée par les normes sociales et les médias, pousse à adopter des régimes alimentaires restrictifs ou déséquilibrés dans le but d'atteindre un certain idéal de beauté. Ces régimes peuvent, à leur tour, entraîner des épisodes de compulsions alimentaires, créant ainsi un cycle de contrôle et de perte de contrôle sur l'alimentation.

D'un autre côté, les personnes ayant une bonne estime d'elles-mêmes sont souvent plus enclines à adopter des comportements alimentaires sains, car elles se sentent plus en phase avec leurs besoins et sont capables de respecter les signaux de leur corps.

2.3. Les Facteurs Biologiques

La biologie humaine, bien qu'influencée par des facteurs culturels et psychologiques, joue également un rôle important dans nos comportements alimentaires. Nos besoins énergétiques, nos hormones, et même nos prédispositions génétiques peuvent influencer la manière dont nous mangeons.

2.3.1. Les Hormones de la Faim et de la Satiété

La régulation de la faim et de la satiété est contrôlée par un ensemble complexe de signaux hormonaux. La ghréline, souvent surnommée "l'hormone de la faim", est sécrétée par l'estomac lorsqu'il est vide et envoie un signal au cerveau pour stimuler l'appétit. En revanche, la leptine, produite par les cellules adipeuses, envoie un signal au cerveau pour indiquer que nous avons suffisamment mangé et que nous pouvons arrêter de manger.

Cependant, les habitudes alimentaires modernes, marquées par la surconsommation d'aliments transformés et riches en calories, peuvent perturber cet équilibre hormonal. Chez certaines personnes, la production de leptine est altérée, créant une résistance à cette hormone. Cela signifie que le cerveau ne reçoit pas correctement le signal de satiété, ce qui pousse à manger davantage, même après avoir consommé suffisamment de calories.

2.3.2. Les Prédispositions Génétiques

Certaines personnes sont plus prédisposées à la prise de poids en raison de leur patrimoine génétique. Des études montrent que les individus peuvent hériter de certains traits qui influencent leur métabolisme, leur appétit, et même leurs préférences alimentaires. Par exemple, certaines personnes ont une plus grande sensibilité aux goûts sucrés, ce qui les pousse à consommer davantage d'aliments riches en sucre.

Cependant, bien que la génétique puisse jouer un rôle, elle ne détermine pas entièrement nos comportements alimentaires. Les choix que nous faisons au quotidien, influencés par des facteurs socioculturels et psychologiques, sont tout aussi importants pour déterminer notre relation à la nourriture.

2.3.3. L'Instinct de Survie et les Aliments Riches en Calories

Notre corps a évolué pour stocker de l'énergie sous forme de graisses en cas de disette, ce qui était autrefois une stratégie de survie essentielle. Dans les sociétés anciennes, où la nourriture était parfois rare, nos ancêtres devaient profiter des moments d'abondance pour constituer des réserves. Les aliments riches en calories, comme ceux contenant beaucoup de graisses et de sucres, étaient particulièrement recherchés, car ils offraient une source d'énergie rapide et durable.

Aujourd'hui, cet instinct biologique n'a pas changé, mais l'environnement alimentaire, lui, a radicalement évolué. Nous vivons désormais dans un monde où la nourriture est abondante et facilement accessible, notamment les aliments transformés, riches en graisses et en sucres. Notre instinct de survie, qui nous pousse à rechercher ces aliments denses en énergie, est donc devenu un facteur contribuant à la suralimentation et à l'obésité.

Bien que ce mécanisme ait été vital pour la survie dans le passé, il est devenu une source de déséquilibre dans nos sociétés modernes. Ce processus explique en partie pourquoi il peut être si difficile de résister aux aliments hypercaloriques, même lorsque nous savons qu'ils ne sont pas bénéfiques pour notre santé à long terme.

2.4. Les Stimuli Externes : Publicité, Disponibilité et Environnement Social

Nos comportements alimentaires ne sont pas uniquement influencés par nos instincts biologiques et nos émotions, mais aussi par des facteurs externes, qui façonnent la manière dont nous consommons. Ces stimuli externes comprennent la publicité omniprésente, la disponibilité des aliments, et même la façon dont notre environnement social influence nos choix alimentaires.

2.4.1. L'Influence de la Publicité

Comme mentionné précédemment, la publicité joue un rôle central dans la formation de nos comportements alimentaires. Les entreprises alimentaires investissent des milliards de dollars chaque année pour nous influencer, en ciblant spécifiquement nos désirs et besoins émotionnels. Les publicités pour des snacks sucrés, des fast-foods et des boissons gazeuses sont conçues pour stimuler notre appétit, même lorsque nous n'avons pas faim. Elles utilisent souvent des images attrayantes de nourriture, accompagnées de slogans qui évoquent des sentiments de bonheur, de réconfort ou de récompense.

Cette exposition constante à la publicité modifie notre perception de la nourriture et crée des envies artificielles. Par exemple, voir régulièrement des publicités pour des hamburgers ou des sodas peut inciter à consommer ces produits, même si notre corps n'en a pas besoin. Ces messages influencent également les enfants et les adolescents, qui sont particulièrement vulnérables à la publicité, et qui intègrent ces produits dans leurs habitudes alimentaires dès le plus jeune âge.

2.4.2. L'Accessibilité et la Disponibilité des Aliments

L'urbanisation et la mondialisation ont entraîné une disponibilité sans précédent des aliments. Les supermarchés regorgent de produits alimentaires prêts à être consommés, tandis que les services de livraison rendent possible l'accès à n'importe quel type de repas, à toute heure du jour ou de la nuit. Cette accessibilité constante nous incite à consommer plus fréquemment, sans nécessairement ressentir la faim.

De plus, la surabondance d'aliments transformés dans les rayons des magasins facilite la consommation d'options moins saines. Ces aliments sont souvent conçus pour être irrésistibles, avec des combinaisons optimales de sucre, de sel et de graisses qui stimulent notre appétit. La facilité d'accès à ces produits ultra-transformés, combinée à leur faible coût, fait de leur consommation une habitude courante dans de nombreux foyers.

2.4.3. L'Environnement Social et les Repas en Groupe

L'environnement social dans lequel nous mangeons influence également nos comportements alimentaires. Manger en groupe est souvent une activité conviviale, mais cela peut aussi nous amener à consommer plus de nourriture que nécessaire. En effet, des études montrent que les individus ont tendance à manger davantage lorsqu'ils sont en présence d'autres personnes, par rapport à lorsqu'ils mangent seuls. Les repas de groupe sont souvent associés à des portions plus grandes et à une consommation plus rapide, ce qui rend plus difficile la prise de conscience des signaux de satiété.

De plus, nos choix alimentaires sont souvent influencés par les habitudes des personnes avec qui nous partageons nos repas. Si nos amis ou notre famille ont tendance à manger des aliments riches en calories ou en grandes quantités, il est probable que nous adoptions ces comportements, même si nos besoins personnels sont différents. À l'inverse, lorsque nous mangeons avec des personnes qui font des choix alimentaires plus équilibrés, nous sommes plus enclins à adopter ces mêmes comportements.

2.5. Les Stimuli Internes : Stress, Émotions et Confort Alimentaire

Si les stimuli externes façonnent une grande partie de notre comportement alimentaire, nos états émotionnels et psychologiques jouent également un rôle central. Le stress, les émotions et les habitudes de confort alimentaire peuvent déclencher des comportements de surconsommation ou de choix alimentaires peu sains.

2.5.1. Le Stress et ses Effets sur l'Alimentation

Le stress chronique est l'un des principaux facteurs internes qui perturbent nos habitudes alimentaires. Lorsqu'une personne est stressée, le corps libère des hormones comme l'adrénaline et le cortisol, qui affectent non seulement l'appétit, mais aussi la qualité des aliments que nous choisissons. En situation de stress, certaines personnes perdent l'appétit, tandis que d'autres ressentent une forte envie de consommer des aliments riches en graisses et en sucre. Ces derniers sont souvent appelés "aliments de réconfort", car ils procurent un soulagement temporaire des émotions négatives.

Cependant, cette stratégie d'adaptation n'est pas sans conséquences. Consommer régulièrement des aliments gras et sucrés en réponse au stress peut entraîner une prise de poids et des problèmes de santé à long terme, tout en renforçant un cycle de dépendance émotionnelle à la nourriture. Le stress chronique contribue également à perturber la régulation hormonale de la faim et de la satiété, rendant encore plus difficile l'écoute des signaux internes du corps.

2.5.2. Les Émotions et l'Alimentation Émotionnelle

Manger en réponse à des émotions plutôt qu'à la faim est une habitude courante chez de nombreuses personnes. La nourriture est souvent utilisée comme une forme d'évasion face à des émotions difficiles, telles que la tristesse, l'anxiété, la solitude ou même l'ennui. En effet, manger des aliments agréables peut déclencher la libération de dopamine, un neurotransmetteur associé à la sensation de plaisir. Cependant, cette sensation est temporaire, et une fois qu'elle s'estompe, les émotions sous-jacentes réapparaissent, poussant ainsi à consommer encore plus pour retrouver ce sentiment de réconfort.

L'alimentation émotionnelle est souvent accompagnée de sentiments de culpabilité ou de honte, car elle ne répond pas à un besoin physique de nourrir le corps, mais plutôt à une tentative de gérer les émotions. Cela peut créer un cercle vicieux dans lequel la personne utilise la nourriture pour échapper à ses émotions, tout en aggravant son mal-être à long terme.

2.5.3. La Culture du Confort Alimentaire

Le concept d'"aliments de réconfort" est profondément enraciné dans de nombreuses cultures. Ces aliments, souvent riches en calories, en graisses et en sucre, sont associés à des souvenirs d'enfance, des moments de plaisir ou des événements familiaux heureux. Ils évoquent un sentiment de sécurité et de nostalgie, ce qui les rend particulièrement attrayants en période de stress ou de détresse émotionnelle.

Cependant, le recours systématique à ces aliments comme source de réconfort peut créer une dépendance, où la nourriture devient un mécanisme d'adaptation face aux difficultés de la vie quotidienne. En conséquence, cela peut entraîner des problèmes de surpoids, de mauvaise santé, et une relation dysfonctionnelle avec la nourriture.

2.6. Les Conséquences d'une Alimentation Déconnectée de la Faim et de la Satiété

Une alimentation influencée par des facteurs externes et internes, plutôt que par les besoins réels du corps, entraîne une déconnexion entre nos sensations de faim et de satiété. Ce décalage peut avoir des conséquences importantes sur notre santé physique, mentale et émotionnelle.

2.6.1. La Prise de Poids et l'Obésité

Lorsque nous mangeons sans tenir compte de nos signaux internes de faim et de satiété, nous courons un risque accru de surconsommation calorique, ce qui peut conduire à une prise de poids. L'obésité, en particulier, est souvent le résultat de comportements alimentaires déconnectés des besoins réels du corps, exacerbés par l'influence des stimuli externes (publicité, disponibilité des aliments) et internes (stress, émotions).

2.6.2. Les Troubles Digestifs

Manger sans être à l'écoute de notre corps peut également entraîner des troubles digestifs. Lorsque nous consommons de grandes quantités de nourriture en peu de temps, ou lorsque nous mangeons des aliments inadaptés à nos besoins, notre système digestif peut être submergé, entraînant des ballonnements, des indigestions, et d'autres inconforts.

2.6.3. La Perte de Conscience des Besoins Nutritionnels

Lorsque nous mangeons sans être attentifs à nos sensations de faim et de satiété, nous perdons progressivement la capacité de comprendre ce dont notre corps a réellement besoin. Cela peut nous amener à privilégier des aliments riches en calories vides, plutôt que ceux qui apportent des nutriments essentiels. Au fil du temps, cette déconnexion peut conduire à des carences nutritionnelles, avec des conséquences sur notre santé globale, notamment la fatigue, la baisse de l'immunité, et des problèmes de peau, de cheveux ou d'ongles.

Une alimentation basée uniquement sur les stimuli externes ou les émotions entraîne souvent une consommation insuffisante d'aliments riches en fibres, vitamines et minéraux, essentiels pour maintenir l'équilibre interne du corps. De plus, l'abus d'aliments transformés, qui sont souvent riches en graisses saturées, en sucre et en sel, peut contribuer à l'apparition de maladies chroniques comme le diabète, les maladies cardiovasculaires et certains cancers.

2.6.4. L'Impact Psychologique : Culpabilité et Relation Négative avec la Nourriture

Une alimentation déconnectée de la faim et de la satiété affecte non seulement la santé physique, mais aussi la santé mentale et émotionnelle. De nombreuses personnes se sentent coupables après avoir mangé de manière impulsive ou en réponse à des émotions. Cette culpabilité peut créer une spirale négative, où la personne compense ses émotions par la nourriture, puis se sent mal à l'aise et répète ce schéma.

Au fil du temps, cette relation malsaine avec la nourriture peut entraîner des troubles alimentaires, tels que le binge eating (hyperphagie) ou l'orthorexie (obsession de la nourriture saine). Ces comportements alimentaires désordonnés peuvent nuire à la qualité de vie, entraînant un isolement social, une anxiété liée aux repas et une baisse de l'estime de soi.

De plus, ces habitudes perturbent la relation naturelle avec la nourriture, qui devrait être une source de plaisir et de satisfaction, plutôt qu'un sujet de stress ou de culpabilité.

2.6.5. Le Cycle des Régimes Yo-Yo

L'un des résultats les plus courants d'une alimentation déconnectée des signaux de faim et de satiété est la tendance à suivre des régimes restrictifs, souvent associés à des périodes de reprise de poids rapide. Ce phénomène, appelé "effet yo-yo", est le résultat d'un déséquilibre entre les besoins réels du corps et les privations imposées par des régimes drastiques.

Ces régimes, souvent motivés par le désir de perdre rapidement du poids, ignorent les signaux naturels du corps et perturbent encore plus la relation avec la nourriture. En plus de l'impact physique, l'effet yo-yo est également associé à une frustration psychologique, car les périodes de reprise de poids sont souvent vécues comme des échecs personnels, ce qui renforce encore le cycle de restriction et de suralimentation.

2.7. Retrouver l'Écoute de Son Corps

Il est possible de sortir de cette spirale de comportements alimentaires déséquilibrés en apprenant à réécouter les signaux de son corps. La pleine conscience alimentaire, que nous aborderons dans les chapitres suivants, est une méthode qui permet de rétablir cette connexion perdue avec nos sensations de faim et de satiété.

Manger en pleine conscience consiste à prêter une attention bienveillante à ses sensations corporelles, ses émotions et ses pensées autour de la nourriture. Cela implique de ralentir, de savourer chaque bouchée, et de respecter les besoins réels de son corps, plutôt que de céder aux sollicitations externes ou aux émotions. En réapprenant à écouter son corps, il devient possible de retrouver un équilibre alimentaire durable, basé sur le plaisir et le respect de soi.

2.8. Conclusion

Les comportements alimentaires sont influencés par une multitude de facteurs socioculturels, psychologiques et biologiques. Comprendre ces influences est la première étape pour prendre conscience de nos habitudes et commencer à les transformer. La publicité, la disponibilité des aliments, le stress, et nos émotions jouent tous un rôle crucial dans la manière dont nous mangeons.

Cependant, en prenant conscience de ces influences et en développant une approche plus attentive et respectueuse de nos signaux internes, nous pouvons retrouver une relation plus saine et équilibrée avec la nourriture. Les chapitres suivants proposeront des outils concrets pour pratiquer la pleine conscience alimentaire et rétablir un lien harmonieux avec son corps et ses besoins.

Chapitre 3

Qu'est-ce que le Manger Conscient ?

Dans un monde où l'alimentation est souvent synonyme de rapidité et de distraction, la pratique du « manger conscient » apparaît comme une solution pour rétablir un équilibre avec la nourriture. Cette approche propose une nouvelle manière de se reconnecter à ses sensations corporelles, à ses émotions et à ses pensées autour de l'alimentation, tout en favorisant une relation plus saine et plus bienveillante avec ce que nous mangeons.

3.1. Définition du Manger Conscient

Le « manger conscient », ou « alimentation en pleine conscience », fait référence à l'acte de manger avec une attention pleine et entière portée à l'expérience alimentaire. Il s'agit de prêter attention à chaque aspect du repas : les goûts, les odeurs, les textures, les couleurs, mais aussi les sensations internes, telles que la faim et la satiété. Cette approche demande de ralentir et de sortir du pilotage automatique dans lequel nous avons tendance à entrer lors des repas.

Le concept de manger conscient s'inspire de la pleine conscience, une pratique dérivée de la méditation boudddhiste, qui consiste à observer les pensées, les sensations et les émotions sans jugement, en se concentrant sur l'instant présent. Appliquée à l'alimentation, cette approche nous aide à prendre conscience de nos habitudes alimentaires, des émotions qui entourent nos repas, et de notre manière de réagir à la nourriture.

Les Principes de Base du Manger Conscient :

1. **Présence dans l'instant** : Porter son attention au moment présent, en laissant de côté les distractions.

2. **Observation sans jugement** : Noter les sensations, les pensées et les émotions sans essayer de les changer ou de les juger.

3. **Ralentir** : Prendre le temps de savourer chaque bouchée, en mangeant lentement pour permettre une meilleure digestion et une meilleure perception de la satiété.

4. **Écoute des sensations internes** : Se reconnecter aux signaux de faim et de satiété, en mangeant uniquement lorsque le corps en ressent le besoin et en s'arrêtant lorsque l'on est rassasié.

5. **Respect des besoins** : Adapter son alimentation à ce dont le corps a besoin, en évitant de céder aux tentations externes ou émotionnelles.

3.2. Se Reconnecter aux Sensations Alimentaires

L'un des objectifs principaux du manger conscient est de se reconnecter aux sensations alimentaires, c'est-à-dire à nos signaux de faim et de satiété, mais aussi aux sensations gustatives, olfactives et tactiles que procure la nourriture. Cette connexion est souvent perdue ou altérée par des habitudes de surconsommation, par des distractions comme la télévision ou le téléphone, ou encore par des régimes restrictifs qui perturbent notre relation naturelle à la nourriture.

3.2.1. Comprendre la Faim Physique et la Faim Émotionnelle

L'un des premiers apprentissages du manger conscient consiste à différencier la faim physique de la faim émotionnelle. La faim physique est le besoin biologique de nourrir le corps pour lui apporter l'énergie et les nutriments dont il a besoin pour fonctionner. Elle se manifeste par des signes physiques tels que des gargouillements dans l'estomac, une baisse d'énergie ou une sensation de creux.

La faim émotionnelle, en revanche, est déclenchée par des états psychologiques ou émotionnels, comme le stress, l'ennui, la tristesse ou même la joie. Manger en réponse à une émotion est souvent accompagné d'une consommation d'aliments réconfortants, généralement riches en sucres, en graisses ou en sel, et peut conduire à une suralimentation.

3.2.2. Prendre Conscience de la Satiété

Une autre étape cruciale dans le processus de manger conscient est l'écoute des signaux de satiété. La satiété est le signal que le corps envoie pour indiquer qu'il a reçu suffisamment de nourriture. Cependant, beaucoup de personnes continuent de manger au-delà de ce point, souvent parce qu'elles mangent rapidement, ne prêtent pas attention à leur repas ou cèdent à des pressions sociales ou culturelles. Le manger conscient aide à reconnaître ces signaux de satiété pour éviter la surconsommation.

3.2.3. Réapprendre à Goûter la Nourriture

En mangeant rapidement ou en étant distrait, nous perdons souvent la capacité à savourer pleinement les aliments. La pratique du manger conscient encourage à redécouvrir le plaisir des saveurs, des textures et des arômes. Cela peut sembler simple, mais cette redécouverte peut profondément transformer notre relation avec la nourriture. En ralentissant et en prenant le temps d'apprécier chaque bouchée, nous devenons plus attentifs aux détails de ce que nous mangeons, ce qui peut nous aider à être plus satisfaits avec des portions plus petites.

3.3. Les Bases de la Pratique du Manger Conscient

La pratique du manger conscient repose sur des principes simples, mais qui demandent de la patience et de la régularité pour être intégrés dans la vie quotidienne. Voici quelques bases pour commencer à pratiquer le manger conscient :

3.3.1. Préparer un Environnement Apaisant pour le Repas

Le premier pas vers une alimentation consciente est de créer un environnement propice à la pleine attention. Cela signifie manger dans un espace calme, sans distraction comme la télévision, le téléphone ou l'ordinateur. Un environnement apaisant permet de se concentrer pleinement sur l'acte de manger et de savourer le repas. Il est également recommandé de préparer la table de manière à rendre le repas plus agréable visuellement, car cela peut influencer positivement notre perception de la nourriture.

3.3.2. Manger Lentement et Savourer Chaque Bouchée

La rapidité avec laquelle nous mangeons influence directement notre capacité à percevoir les signaux de satiété. En mangeant trop vite, le corps n'a pas le temps de transmettre ces signaux, ce qui conduit à une surconsommation. Le manger conscient invite à prendre des pauses entre chaque bouchée, à poser les couverts, et à bien mâcher les aliments. Non seulement cela améliore la digestion, mais cela permet aussi de savourer pleinement chaque bouchée.

3.3.3. Utiliser Tous les Sens

Le manger conscient consiste à impliquer tous les sens dans l'expérience alimentaire. Avant même de commencer à manger, prenez le temps d'observer la couleur et la présentation des aliments, sentez leur arôme et appréciez la texture en bouche. Cette attention aux détails permet de renforcer la connexion avec la nourriture et d'augmenter le plaisir que l'on ressent pendant le repas.

3.3.4. Noter ses Sensations Corporelles

Pendant le repas, il est important de prêter attention aux sensations corporelles, en particulier les signaux de faim et de satiété. Le but est d'arriver à identifier le moment où l'on commence à se sentir rassasié et de s'arrêter de manger à ce moment-là, même s'il reste encore de la nourriture dans l'assiette. Cela demande de l'entraînement, car beaucoup de personnes ont été conditionnées à terminer leur assiette, quel que soit leur niveau de faim.

3.3.5. Observer ses Pensées et ses Émotions

Le manger conscient ne concerne pas seulement le corps, mais aussi l'esprit. Pendant le repas, il peut être utile de prendre conscience des pensées ou des émotions qui surgissent. Est-ce que l'on mange pour apaiser une émotion ? Est-ce que l'on se sent coupable après avoir mangé certains aliments ? Le simple fait d'observer ces pensées sans jugement permet de développer une relation plus saine avec la nourriture.

.4. Les Bénéfices du Manger Conscient

La pratique du manger conscient offre une multitude de bénéfices, tant sur le plan physique qu'émotionnel. En se reconnectant à nos sensations corporelles et à notre expérience alimentaire, nous pouvons transformer notre rapport à la nourriture et à notre corps.

3.4.1. Amélioration de la Digestion

Lorsque nous mangeons en pleine conscience, nous mâchons plus lentement et prenons le temps de savourer les aliments, ce qui permet une meilleure digestion. La salive, produite en plus grande quantité lorsque nous mâchons lentement, contient des enzymes qui facilitent la décomposition des aliments. En outre, la réduction du stress et des distractions pendant les repas permet à l'estomac et aux intestins de fonctionner de manière optimale.

3.4.2. Réduction de la Suralimentation et de la Prise de Poids

Le manger conscient aide à prévenir la suralimentation en nous apprenant à reconnaître les signaux de satiété. En étant plus attentif à notre corps, nous sommes capables de nous arrêter de manger au bon moment, évitant ainsi la consommation excessive de calories. Cette pratique a été associée à une meilleure gestion du poids, car elle encourage une relation plus équilibrée avec la nourriture, sans avoir recours à des régimes restrictifs.

3.4.3. Diminution du Stress et des Comportements Alimentaires Émotionnels

Le fait de manger en pleine conscience permet également de réduire le stress, car il nous invite à ralentir et à être présents dans l'instant. De plus, en observant nos pensées et nos émotions sans jugement, nous devenons capables de reconnaître les moments où nous mangeons en réponse à une émotion plutôt qu'à une faim réelle. Cela permet de briser le cycle de l'alimentation émotionnelle et d'adopter des stratégies plus saines pour gérer le stress ou les émotions. Plutôt que de se tourner automatiquement vers la nourriture pour apaiser un état émotionnel difficile, le manger conscient nous encourage à prendre un moment pour nous demander si nous avons réellement faim ou si nous essayons simplement de combler un vide émotionnel. Ce processus d'auto-questionnement permet de développer une meilleure intelligence émotionnelle et d'adopter des stratégies de gestion du stress plus saines, comme la méditation, la respiration profonde, ou même la marche.

3.4.4. Amélioration de la Relation avec la Nourriture

Le manger conscient permet également de transformer la relation que nous entretenons avec la nourriture. Pour beaucoup de personnes, manger est devenu une source d'anxiété ou de culpabilité, en raison des pressions sociales, des régimes restrictifs ou des attentes liées à l'apparence physique. La pratique du manger conscient permet de réintroduire le plaisir et la satisfaction dans l'expérience alimentaire, en faisant de chaque repas une opportunité de se nourrir non seulement physiquement, mais aussi émotionnellement.

En prenant le temps de savourer et de respecter nos sensations alimentaires, nous apprenons à apprécier la nourriture pour ce qu'elle est : une source de plaisir et de bien-être, plutôt qu'une source de stress ou d'angoisse. Cette approche permet de relâcher la pression autour de la nourriture et de se libérer des comportements alimentaires désordonnés, tels que les régimes yo-yo, les compulsions alimentaires ou les restrictions excessives.

3.4.5. Renforcement de la Confiance en Soi

La pratique du manger conscient ne se limite pas à l'acte de manger en soi ; elle contribue également à renforcer la confiance en soi et à développer une plus grande estime de soi. En prenant conscience de nos besoins réels et en respectant les signaux de notre corps, nous apprenons à faire confiance à nos instincts naturels et à notre capacité à prendre soin de nous-mêmes. Cela nous permet de devenir plus autonomes dans nos choix alimentaires et de sortir des schémas de dépendance envers des régimes ou des experts extérieurs pour réguler notre alimentation.

Au fur et à mesure que nous intégrons la pratique du manger conscient dans notre vie quotidienne, nous développons une plus grande confiance en notre capacité à écouter notre corps et à répondre à ses besoins, sans recourir à des comportements alimentaires extrêmes. Cette confiance accrue peut également se traduire dans d'autres aspects de la vie, renforçant notre capacité à faire face aux défis avec plus de sérénité et de résilience.

3.5. Comment Intégrer le Manger Conscient dans la Vie Quotidienne

L'intégration du manger conscient dans la vie quotidienne ne se fait pas du jour au lendemain, mais avec de la pratique et de la patience, il devient possible d'adopter cette approche de manière durable. Voici quelques conseils pour commencer :

3.5.1. Commencer Petit

Inutile de transformer entièrement votre manière de manger du jour au lendemain. Commencez par introduire la pleine conscience dans un repas par jour, en prenant le temps de manger lentement, sans distraction, et en prêtant attention à vos sensations alimentaires. Petit à petit, vous pourrez étendre cette pratique à d'autres repas.

3.5.2. Planifier des Moments de Calme pour Manger

Le rythme de vie moderne rend souvent difficile la pratique du manger conscient, surtout lorsque l'on mange sur le pouce ou entre deux tâches. Il est donc important de planifier des moments de calme pour les repas, afin de créer un environnement propice à la pleine attention. Essayez de manger à table, loin des écrans et des distractions, et de consacrer du temps à chaque repas.

3.5.3. Pratiquer la Gratitude Avant le Repas

Un autre moyen de renforcer la pratique du manger conscient est de prendre un moment avant chaque repas pour exprimer de la gratitude. Cela peut être aussi simple que de réfléchir à la provenance de la nourriture, au travail qui a été nécessaire pour la produire, et à la chance que nous avons de pouvoir nous nourrir. Cette pratique de la gratitude permet de renforcer la conscience de l'acte de manger et d'apprécier pleinement chaque bouchée.

3.5.4. Tenir un Journal de Ses Sensations Alimentaires

Pour mieux comprendre vos habitudes alimentaires et observer les progrès réalisés, vous pouvez tenir un journal où vous notez vos sensations de faim, de satiété, ainsi que vos pensées et émotions pendant et après le repas. Ce journal vous aidera à identifier les schémas émotionnels ou comportementaux qui influencent votre alimentation et à travailler sur eux de manière consciente.

3.5.5. Apprendre à Gérer les Dérapages avec Bienveillance

Le manger conscient n'est pas une pratique rigide ou stricte, et il est normal de ne pas toujours réussir à manger en pleine conscience. Il est important d'accepter les moments où l'on mange rapidement ou sous le coup de l'émotion, sans se juger ni se culpabiliser. Chaque repas est une nouvelle opportunité d'appliquer les principes du manger conscient, et l'essentiel est d'aborder cette pratique avec bienveillance envers soi-même.

3.6. Conclusion

Le manger conscient est bien plus qu'une simple technique pour mieux gérer son alimentation ; c'est une approche holistique qui nous invite à rétablir un lien profond et bienveillant avec notre corps et nos besoins alimentaires. En apprenant à prêter attention à nos sensations de faim et de satiété, à savourer chaque bouchée et à observer nos pensées et émotions sans jugement, nous pouvons transformer notre relation avec la nourriture et, par extension, notre relation avec nous-mêmes.

Les bénéfices du manger conscient se manifestent tant sur le plan physique que mental : amélioration de la digestion, réduction de la suralimentation, gestion du stress, et développement d'une relation plus apaisée avec la nourriture. Cette approche nous offre également l'opportunité de renforcer notre confiance en nous et d'adopter une attitude plus bienveillante et respectueuse envers notre corps.

Chapitre 4

Se Reconnecter à la Faim et à la Satiété

Dans notre société moderne, où l'accès à la nourriture est presque illimité et où les repas sont souvent influencés par des facteurs externes comme les émotions ou les pressions sociales, se reconnecter aux signaux naturels de faim et de satiété est devenu un véritable défi. Pourtant, écouter son corps est l'un des piliers fondamentaux pour retrouver une relation saine avec la nourriture. Dans ce chapitre, nous explorerons en profondeur les mécanismes de la faim et de la satiété, comment distinguer les différentes formes de faim, et surtout, comment réapprendre à écouter et respecter ces signaux.

4.1. Comprendre les Signaux de la Faim et de la Satiété

Notre corps possède un système de régulation interne sophistiqué qui contrôle notre appétit et notre consommation alimentaire. Ce système repose sur une série de signaux hormonaux, nerveux et physiologiques, qui nous indiquent quand manger et quand nous arrêter. Cependant, dans notre monde moderne, où la nourriture est souvent omniprésente, ces signaux peuvent être ignorés, mal interprétés ou perturbés par des stimuli extérieurs.

4.1.1. La Faim : Un Signal Complexe

La faim est un signal physiologique destiné à nous alerter que notre corps a besoin de nourriture pour maintenir son fonctionnement. Elle est régulée par une hormone appelée ghréline, sécrétée par l'estomac lorsque celui-ci est vide. La faim se manifeste par des sensations physiques telles que des gargouillements dans l'estomac, une baisse d'énergie, une difficulté à se concentrer, ou encore une sensation de creux dans le ventre.

La faim suit généralement un cycle naturel, apparaissant quelques heures après le dernier repas. Cependant, dans notre mode de vie actuel, ce cycle est souvent perturbé par des facteurs externes tels que l'ennui, les émotions, ou des horaires de repas imposés. Par conséquent, il est essentiel d'apprendre à distinguer la vraie faim, qui répond à un besoin énergétique du corps, de la faim émotionnelle, qui est souvent une réponse à des situations de stress ou d'ennui.

4.1.2. La Satiété : Un Système de Régulation Complexe

La satiété, en revanche, est le signal qui nous indique que nous avons consommé suffisamment de nourriture. Ce signal est principalement régulé par l'hormone leptine, produite par les cellules adipeuses, et par d'autres récepteurs sensoriels dans l'estomac qui envoient des informations au cerveau sur le volume et la composition des aliments ingérés. La satiété est un signal plus subtil que la faim, et il est souvent plus difficile à détecter, surtout lorsque l'on mange rapidement ou distraitement.

Dans un contexte où nous avons l'habitude de finir nos assiettes par automatisme ou de céder aux sollicitations extérieures (comme les collations fréquentes ou les portions surdimensionnées), il devient difficile de reconnaître les signaux de satiété. Pourtant, réapprendre à écouter ces signaux est crucial pour éviter la surconsommation et adopter une alimentation plus équilibrée.

4.2. Différencier la Faim Physique et la Faim Émotionnelle

L'un des grands défis de notre époque est de distinguer la faim physique, qui correspond à un besoin énergétique réel, de la faim émotionnelle, qui est souvent déclenchée par des facteurs psychologiques ou environnementaux. Pour comprendre cette distinction, il est essentiel d'observer la nature des sensations que l'on ressent avant de manger et les raisons qui nous poussent à le faire.

4.2.1. Les Caractéristiques de la Faim Physique

La faim physique est un besoin biologique qui survient progressivement. Elle est généralement accompagnée de signes physiques tels que :

- Gargouillements dans l'estomac.

- Sensation de creux ou de vide.

- Faiblesse ou vertiges légers.

- Difficulté à se concentrer.

- Irritabilité ou baisse d'énergie.

La faim physique peut être satisfaisante quel que soit le type de nourriture consommée. Lorsqu'elle est respectée et écoutée, elle conduit à une sensation de satisfaction après avoir mangé, suivie d'un sentiment de bien-être.

4.2.2. Les Signes de la Faim Émotionnelle

La faim émotionnelle, en revanche, est souvent soudaine et intense. Elle survient en réponse à des émotions ou des situations spécifiques, telles que :

- Le stress.

- L'anxiété.

- L'ennui.

- La tristesse ou la solitude.

- Le besoin de réconfort ou de distraction.

La faim émotionnelle se traduit souvent par des envies de nourriture spécifiques, comme des aliments riches en sucre, en graisse ou en sel. Elle n'est pas liée à un besoin réel de nutriments et conduit souvent à des excès alimentaires, suivis de culpabilité ou de frustration. Contrairement à la faim physique, la faim émotionnelle ne disparaît pas après avoir mangé ; elle peut même persister ou s'accompagner d'une sensation de mal-être.

4.2.3. Stratégies pour Différencier la Faim Physique de la Faim Émotionnelle

La première étape pour différencier la faim physique de la faim émotionnelle est de prendre un moment de réflexion avant de manger. Avant de vous servir ou de prendre une collation, posez-vous les questions suivantes :

- Quand ai-je mangé pour la dernière fois ?

- Est-ce que je ressens des signaux physiques de faim (gargouillements, fatigue) ?

- Quelle est la nature de mon envie de manger ? Est-ce que je cherche un aliment spécifique (gâteaux, chocolat) ou suis-je prêt à manger tout ce qui est disponible ?

- Est-ce que je mange pour éviter une émotion ou combler un vide émotionnel ?

Si vous réalisez que vous mangez en réponse à une émotion, il peut être utile de prendre un moment pour gérer cette émotion autrement. Par exemple, prendre quelques minutes pour respirer profondément, faire une courte promenade, ou pratiquer une activité relaxante peut vous aider à réduire le besoin de manger émotionnellement.

4.3. Exercices Pratiques pour Écouter et Respecter les Signaux de Faim et de Satiété

Maintenant que vous comprenez mieux les mécanismes de la faim et de la satiété, ainsi que la différence entre la faim physique et émotionnelle, il est temps de passer à la pratique. Voici quelques exercices concrets pour vous aider à réapprendre à écouter et respecter ces signaux.

4.3.1. L'Échelle de Faim et de Satiété

L'un des exercices les plus efficaces pour évaluer votre faim et votre satiété est l'utilisation d'une échelle de 1 à 10, où :

- 1 correspond à une faim extrême, avec des sensations physiques intenses comme des douleurs d'estomac ou des étourdissements.

- 5 correspond à une sensation neutre, où l'on n'a ni faim ni satiété.

- 10 correspond à une satiété excessive, avec une sensation de ballonnement ou d'inconfort.

Avant chaque repas, évaluez votre faim sur cette échelle. Idéalement, il est préférable de manger lorsque vous êtes entre 3 et 4 sur l'échelle, c'est-à-dire lorsque vous ressentez une faim modérée. Cela permet d'éviter de manger par excès de faim, ce qui conduit souvent à une suralimentation.

Pendant le repas, continuez à évaluer votre satiété. L'objectif est de s'arrêter de manger lorsque vous êtes entre 6 et 7 sur l'échelle, c'est-à-dire lorsque vous vous sentez rassasié mais pas trop plein. Cet exercice permet d'affiner progressivement votre écoute des signaux corporels.

4.3.2. La Pause Consciente Pendant le Repas

Un autre exercice efficace pour mieux écouter vos signaux de satiété est de pratiquer des pauses conscientes pendant le repas. Après quelques bouchées, posez vos couverts et prenez un moment pour évaluer votre faim. Comment vous sentez-vous physiquement ? Êtes-vous encore affamé ou commencez-vous à ressentir une légère satiété ?

Cette pause permet de ralentir le rythme du repas et de donner à votre corps le temps de signaler la satiété. En effet, il faut environ 20 minutes pour que le cerveau reçoive les signaux de satiété envoyés par l'estomac. En mangeant plus lentement et en prenant des pauses, vous évitez de consommer plus que nécessaire.

4.3.3. L'Exercice de la Mâche Consciente

Mâcher consciencieusement est un autre moyen de se reconnecter à ses sensations de faim et de satiété. La digestion commence dans la bouche, et prendre le temps de bien mâcher les aliments permet non seulement de mieux digérer, mais aussi de savourer pleinement les saveurs et les textures des aliments. Voici comment pratiquer cet exercice :

- Prenez une bouchée de nourriture et concentrez-vous pleinement sur les sensations dans votre bouche.

- Remarquez la texture, le goût, l'arôme.

- Mâchez lentement, en essayant de compter au moins 20 à 30 mastications par bouchée.

- Avant de prendre une nouvelle bouchée, assurez-vous d'avoir bien avalé et prenez un moment pour évaluer si vous ressentez encore de la faim.

Cet exercice peut sembler fastidieux au début, mais il permet de développer une conscience fine de vos sensations alimentaires et de ralentir le rythme de vos repas. Manger plus lentement vous aide à reconnaître les signaux de satiété avant de dépasser le point de trop-plein.

4.3.4. Le Journal Alimentaire Conscient

Un autre outil utile pour vous reconnecter à vos sensations de faim et de satiété est de tenir un journal alimentaire conscient. Contrairement aux journaux alimentaires traditionnels qui se concentrent sur les calories ou les portions, ce journal est axé sur vos sensations corporelles, vos émotions, et votre état d'esprit avant, pendant et après chaque repas. Voici quelques questions à noter dans votre journal :

- À quel moment de la journée ai-je mangé ?

- Sur une échelle de 1 à 10, quel était mon niveau de faim avant de manger ?

- Quelle était mon émotion dominante (calme, stressé, triste, etc.) ?

- Comment ai-je ressenti la nourriture que j'ai mangée (plaisir, indifférence, dégoût) ?

- Sur une échelle de 1 à 10, quel était mon niveau de satiété après avoir mangé ?

- Ai-je ressenti des émotions particulières après le repas (culpabilité, satisfaction, apaisement) ?

Ce type de journal vous aidera à mieux comprendre les raisons pour lesquelles vous mangez, les émotions qui influencent vos choix alimentaires, et comment vos sensations de faim et de satiété évoluent tout au long de la journée.

4.4. Les Obstacles Courants à l'Écoute des Signaux de Faim et de Satiété

Se reconnecter à ses signaux naturels de faim et de satiété n'est pas toujours facile, surtout lorsque nous avons pris l'habitude de les ignorer ou de les compenser par des comportements alimentaires désordonnés. Voici quelques obstacles courants et comment les surmonter :

4.4.1. Manger Rapidement

Dans un monde où le temps manque, nous avons souvent tendance à manger trop rapidement, sans prêter attention à ce que nous consommons. Cela nous empêche de ressentir les signaux de satiété à temps, ce qui mène souvent à une surconsommation. Pour surmonter cela, il est important de pratiquer des repas conscients et de créer un environnement de repas calme, sans distractions.

4.4.2. Manger par Habitude ou Convention Sociale

Dans de nombreuses cultures, les repas sont pris à des heures fixes ou dans des contextes sociaux qui influencent la quantité de nourriture que nous consommons. Il peut être difficile de refuser de manger lorsqu'un repas est offert, même si vous n'avez pas faim. Apprendre à reconnaître ces situations et à les gérer avec bienveillance est crucial pour respecter vos besoins corporels.

4.4.3. Les Régimes et les Restrictions

Les régimes restrictifs perturbent souvent les signaux naturels de faim et de satiété en imposant des règles externes sur ce que nous devrions ou ne devrions pas manger. Cette approche déconnecte l'individu de ses besoins corporels, entraînant parfois des comportements alimentaires compulsifs ou une relation anxieuse avec la nourriture. Sortir de ce cycle implique de réapprendre à faire confiance à son corps, en mangeant selon ses sensations plutôt que selon des règles rigides.

4.4.4. Les Pressions Émotionnelles

Les émotions jouent un rôle majeur dans nos choix alimentaires, et il est souvent difficile de ne pas se tourner vers la nourriture pour apaiser le stress ou les émotions négatives. Apprendre à gérer ses émotions sans utiliser la nourriture est un processus qui demande du temps et de la patience. Les pratiques comme la méditation, la respiration consciente, ou l'activité physique peuvent être de bonnes alternatives pour canaliser les émotions.

4.5. Le Rôle des Aliments dans la Satiété

Tous les aliments ne procurent pas la même sensation de satiété. La qualité des nutriments ingérés joue un rôle important dans le sentiment de satisfaction après un repas. Certains types d'aliments sont plus rassasiants que d'autres, et il est utile de connaître ceux qui peuvent vous aider à respecter vos signaux de faim et de satiété.

4.5.1. Les Aliments Rassasiants

Les aliments riches en fibres, tels que les légumes, les fruits, les légumineuses et les céréales complètes, sont particulièrement rassasiants. Ils prennent plus de temps à être digérés, ce qui prolonge la sensation de satiété. Les protéines, que l'on trouve dans la viande, le poisson, les œufs, les légumineuses et les produits laitiers, jouent également un rôle clé dans la régulation de l'appétit.

4.5.2. Les Aliments Hyper-Palatables

Les aliments dits "hyper-palatables", riches en sucre, en gras et en sel, sont conçus pour stimuler des envies de consommation excessive. Ces aliments peuvent perturber la régulation naturelle de la faim et de la satiété en déclenchant une surconsommation, même en l'absence de faim réelle. Apprendre à reconnaître et à limiter la consommation de ces aliments est crucial pour se reconnecter à ses besoins physiologiques.

4.6. Conclusion

Se reconnecter à ses signaux de faim et de satiété est un processus essentiel pour développer une relation saine et intuitive avec la nourriture. En apprenant à différencier la faim physique de la faim émotionnelle, à écouter les signaux de satiété et à pratiquer des exercices de pleine conscience pendant les repas, il devient possible de manger de manière plus équilibrée, en respectant les besoins réels de son corps.

Les défis que l'on rencontre sur ce chemin ne sont pas insurmontables. Avec de la pratique et de la patience, vous pouvez progressivement réapprendre à faire confiance à votre corps et à prendre soin de lui sans vous laisser influencer par les pressions extérieures ou les émotions. Dans les chapitres suivants, nous approfondirons d'autres aspects de cette approche, en explorant les techniques pour manger en pleine conscience et retrouver un équilibre durable dans votre relation avec la nourriture.

Chapitre 5

Déjouer les Pièges de l'Alimentation Automatique

L'alimentation automatique est un phénomène qui touche une grande partie des gens dans notre société moderne. Que ce soit le grignotage inconscient devant la télévision, les repas pris à la hâte ou encore la suralimentation lors de moments de stress, ces comportements alimentaires inconscients sont profondément enracinés dans nos habitudes quotidiennes. Sans que nous nous en rendions compte, nous mangeons souvent par automatisme, guidés par des déclencheurs externes plutôt que par nos véritables besoins corporels.

Dans ce chapitre, nous allons explorer les mécanismes de l'alimentation automatique, identifier les déclencheurs qui la favorisent, et proposer des stratégies concrètes pour développer une pratique alimentaire plus consciente, même dans des environnements propices aux distractions.

5.1. Qu'est-ce que l'Alimentation Automatique ?

L'alimentation automatique se caractérise par des actes alimentaires qui se produisent sans réelle conscience ni intention. Cela signifie que nous mangeons sans prêter attention à ce que nous faisons, souvent parce que notre esprit est concentré sur autre chose. Ce phénomène est particulièrement répandu dans des situations où l'attention est divisée, comme lorsque l'on mange en regardant la télévision, en travaillant ou en conduisant.

Lorsque nous mangeons de manière automatique, nous sommes déconnectés de nos sensations internes de faim et de satiété. Cela peut nous conduire à manger plus que nécessaire, à faire de mauvais choix alimentaires, ou à grignoter continuellement sans même nous en rendre compte. Avec le temps, ces comportements peuvent nuire à notre santé physique et émotionnelle.

5.1.1. Les Signes d'une Alimentation Automatique

Reconnaître que l'on mange de manière automatique est la première étape pour changer ce comportement. Voici quelques signes qui indiquent que vous êtes dans un mode d'alimentation inconscient :

- Vous finissez une assiette entière sans vous souvenir de l'avoir mangée.

- Vous mangez par habitude à des heures fixes, même si vous n'avez pas vraiment faim.

- Vous grignotez régulièrement sans vous en rendre compte, souvent devant la télévision ou au bureau.

- Vous mangez rapidement, sans savourer les aliments ou prêter attention à leur goût.

- Vous vous sentez rassasié voire trop plein, mais vous continuez à manger par automatisme.

Ces comportements sont fréquents, mais ils peuvent être modifiés grâce à une pratique de la pleine conscience, qui consiste à prêter attention à chaque bouchée, à chaque sensation, et à chaque émotion liée à l'acte de manger.

5.1.2. Les Conséquences de l'Alimentation Automatique

L'un des principaux problèmes de l'alimentation automatique est qu'elle perturbe les mécanismes naturels de régulation de la faim et de la satiété. Lorsque nous mangeons sans prêter attention à ce que nous faisons, notre cerveau ne reçoit pas correctement les signaux qui indiquent que nous avons mangé suffisamment. Cela peut conduire à une suralimentation chronique et, à long terme, à une prise de poids.

En outre, l'alimentation automatique est souvent associée à des choix alimentaires moins sains. Lorsque nous mangeons sans réfléchir, nous avons tendance à nous tourner vers des aliments hyper-palatables, riches en sucre, en sel et en graisses, car ils procurent une satisfaction immédiate. Ces aliments peuvent engendrer une forme de dépendance, renforçant le cycle de la suralimentation automatique.

Sur le plan émotionnel, l'alimentation automatique peut également être liée à un sentiment de vide ou de frustration. Les repas pris rapidement ou distraitement ne procurent pas de satisfaction réelle, ce qui peut conduire à un besoin constant de grignoter pour combler un manque que la nourriture ne peut en réalité jamais remplir.

5.2. Identifier les Déclencheurs de l'Alimentation Automatique

L'alimentation automatique ne se produit pas sans raison. Elle est souvent déclenchée par des stimuli externes ou internes qui nous incitent à manger sans y réfléchir. Ces déclencheurs varient d'une personne à l'autre, mais il est possible d'identifier les plus courants afin de mieux comprendre pourquoi et quand vous mangez de manière automatique.

5.2.1. Les Déclencheurs Externes

Les déclencheurs externes sont des éléments de notre environnement qui nous poussent à manger sans en avoir conscience. Voici quelques exemples typiques :

- **La télévision et les écrans** : Regarder la télévision ou un autre écran pendant un repas est l'une des principales causes de l'alimentation automatique. L'attention est détournée du repas, et le cerveau ne traite pas correctement les signaux de satiété.

- **La publicité alimentaire** : Les publicités pour des aliments appétissants, en particulier pour des collations sucrées ou salées, peuvent déclencher des envies alimentaires soudaines, même en l'absence de faim physique.

- **La disponibilité constante des aliments** : Avoir des aliments constamment à portée de main, que ce soit à la maison ou au travail, encourage le grignotage. Les boîtes de biscuits sur le comptoir ou les distributeurs automatiques au bureau sont des exemples de déclencheurs qui favorisent une alimentation automatique.

- **Les repas sociaux** : Lors d'événements sociaux, il est courant de manger automatiquement, sans se rendre compte des quantités ingérées. Les distractions, les discussions et l'atmosphère festive peuvent facilement faire oublier les signaux de faim et de satiété.

5.2.2. Les Déclencheurs Internes

En plus des stimuli externes, des facteurs internes comme les émotions ou les états mentaux peuvent également déclencher une alimentation automatique. Voici quelques déclencheurs internes courants :

- **Le stress** : Le stress est l'un des principaux déclencheurs de l'alimentation inconsciente. Lorsque nous sommes stressés, nous avons tendance à manger pour nous réconforter, même si nous n'avons pas faim.

- **L'ennui** : L'ennui est un autre déclencheur courant. Manger devient une manière de passer le temps ou de remplir un vide.

- **La fatigue** : Lorsque nous sommes fatigués, nous sommes moins à même de prêter attention à nos choix alimentaires. La fatigue peut également perturber la régulation de la faim, augmentant ainsi le risque de suralimentation.

- **Les émotions négatives** : La tristesse, l'anxiété, ou la frustration peuvent toutes entraîner une alimentation émotionnelle, où la nourriture est utilisée comme un moyen de se sentir mieux.

5.3. Stratégies pour Déjouer les Pièges de l'Alimentation Automatique

Une fois que vous avez identifié les déclencheurs de votre alimentation automatique, il devient possible de mettre en place des stratégies pour y remédier. Ces stratégies reposent principalement sur la pleine conscience, c'est-à-dire la capacité à être présent et attentif à ses sensations et à ses actions, même dans un environnement rempli de distractions.

5.3.1. Manger en Pleine Conscience

La pleine conscience appliquée à l'alimentation consiste à être totalement présent à chaque étape du repas : depuis la préparation de la nourriture jusqu'à la dernière bouchée. Voici quelques conseils pour manger de manière plus consciente :

- **Éliminer les distractions** : Lorsque vous mangez, essayez de vous éloigner des écrans, des téléphones et d'autres distractions. Créez un espace calme où vous pouvez vous concentrer sur votre repas.

- **Prendre des pauses pendant le repas** : Faites des pauses régulières pendant que vous mangez pour vérifier vos sensations de faim et de satiété. Cela vous aide à ralentir et à mieux écouter les signaux de votre corps.

- **Apprécier chaque bouchée** : Prenez le temps de savourer chaque bouchée. Concentrez-vous sur le goût, la texture et l'arôme des aliments. Cela renforce la satisfaction que vous tirez du repas et vous aide à vous sentir rassasié plus rapidement.

5.3.2. Prendre le Temps de Manger

L'un des moyens les plus efficaces pour déjouer l'alimentation automatique est de prendre le temps de manger. Voici quelques pratiques simples qui peuvent vous aider à ralentir :

- **Allouer un temps spécifique pour les repas** : Planifiez vos repas et accordez-vous suffisamment de temps pour les apprécier. Manger à la hâte favorise l'alimentation automatique.

- **Mâcher lentement** : Prendre le temps de bien mâcher chaque bouchée permet de ralentir le repas et de mieux percevoir les signaux de satiété.

- **Faire une pause avant de vous resservir** : Si vous avez envie de reprendre une portion, faites une pause de quelques minutes. Cela permet à votre corps d'assimiler la première portion et vous aide à décider si vous avez vraiment besoin de manger davantage.

5.3.3. Gérer les Émotions sans Recourir à la Nourriture

Comme nous l'avons vu, les émotions jouent un rôle clé dans l'alimentation automatique. Apprendre à gérer ses émotions sans recourir à la nourriture est essentiel pour briser ce cycle. Voici quelques stratégies qui peuvent vous aider :

- **Identifier vos émotions** : Avant de manger, prenez un moment pour identifier ce que vous ressentez. Êtes-vous vraiment affamé, ou cherchez-vous à apaiser une émotion ?

- **Trouver des alternatives à la nourriture** : Lorsque vous réalisez que vous mangez pour des raisons émotionnelles, essayez de trouver d'autres activités qui peuvent vous réconforter ou vous distraire, comme prendre une marche, parler avec un ami, méditer, ou écouter de la musique relaxante. L'idée est de trouver d'autres manières d'apaiser vos émotions qui ne passent pas par la nourriture.

5.3.4. Planifier ses Repas

Un autre moyen de déjouer les pièges de l'alimentation automatique est de planifier vos repas à l'avance. Cela vous aide à éviter de manger sans réfléchir lorsque vous êtes fatigué ou pressé. Voici quelques conseils pour bien organiser vos repas :

- **Planifier des repas équilibrés** : Lorsque vous planifiez vos repas, veillez à inclure une variété d'aliments qui vous rassasient et qui apportent une bonne dose de fibres, de protéines et de graisses saines.

- **Préparer des collations saines** : Avoir des collations saines à portée de main peut vous aider à éviter de vous tourner vers des aliments transformés ou hyper-palatables lorsque vous avez un petit creux. Les fruits frais, les noix, ou les yaourts sont de bons exemples de collations rassasiantes et nutritives.

- **Éviter les courses sous l'influence de l'alimentation émotionnelle** : Essayez de faire vos courses alimentaires lorsque vous êtes rassasié et non stressé. Cela vous aide à faire des choix plus sains et à ne pas céder à des impulsions d'achat de nourriture de confort.

5.4. Gérer les Environnements Propices à l'Alimentation Automatique

Il n'est pas toujours possible de contrôler son environnement, mais il est possible d'adopter des stratégies pour mieux naviguer dans les situations où l'alimentation automatique est encouragée. Que ce soit à la maison, au travail, ou lors de repas sociaux, voici quelques conseils pour maintenir une approche consciente de l'alimentation dans des environnements remplis de distractions.

5.4.1. À la Maison

La maison est souvent un lieu où se produisent des comportements alimentaires inconscients, surtout en raison de la disponibilité constante de la nourriture. Voici quelques manières de transformer votre espace personnel en un environnement propice à l'alimentation consciente :

- **Rendre la nourriture saine accessible** : Placez les fruits et les légumes en évidence dans votre cuisine, tout en éloignant les aliments transformés ou les collations hyper-palatables des endroits visibles. Cela vous encouragera à opter pour des choix plus sains lorsque vous avez faim.

- **Créer des rituels autour des repas** : Transformez vos repas en moments spéciaux en établissant des rituels comme dresser la table, allumer des bougies, ou écouter une musique apaisante. Cela vous aidera à ralentir et à savourer pleinement l'expérience alimentaire.

5.4.2. Au Travail

Les lieux de travail sont souvent des environnements qui favorisent l'alimentation automatique. Que ce soit en raison des horaires chargés ou de la tentation des collations disponibles, il est facile de tomber dans le piège du grignotage inconscient. Voici comment rester attentif à votre alimentation même au bureau :

- **Planifier vos repas et collations** : Apportez vos propres repas et collations équilibrés plutôt que de compter sur les options disponibles au bureau. Cela vous permet de contrôler ce que vous mangez et d'éviter de céder aux tentations alimentaires de dernière minute.

- **Faire une vraie pause repas** : Si possible, éloignez-vous de votre bureau pour prendre votre repas. Cela vous permet de faire une pause mentale et de manger en pleine conscience, plutôt que de manger en travaillant.

5.4.3. Lors de Repas Sociaux

Les repas sociaux, qu'il s'agisse de dîners entre amis ou de réunions de famille, sont souvent des moments où l'attention est détournée de la nourriture. Il peut être difficile de rester conscient de ses choix alimentaires lorsque l'on discute, rit, ou est absorbé par l'ambiance conviviale. Voici quelques stratégies pour manger de manière plus consciente dans ces contextes :

- **Servir de petites portions** : Lorsque vous participez à un repas en groupe, commencez par vous servir de petites portions. Cela vous permet de savourer les différents plats sans trop manger. Vous pouvez toujours vous resservir si vous avez encore faim après avoir fini votre première portion.

- **Prendre des pauses pendant le repas** : Prenez le temps de poser vos couverts entre chaque bouchée, et faites une pause pour écouter votre corps. Ces moments d'arrêt vous permettent de vérifier si vous êtes encore affamé ou si vous êtes déjà rassasié.

- **Rester attentif aux signaux sociaux** : Dans les contextes sociaux, il peut être tentant de continuer à manger simplement parce que les autres le font. Apprenez à respecter vos propres besoins et à dire non poliment lorsque vous n'avez plus faim.

5.5. La Pleine Conscience Face à l'Alimentation Émotionnelle

Nous avons vu que l'alimentation émotionnelle est l'un des principaux déclencheurs de l'alimentation automatique. Pour réussir à déjouer ce piège, il est important d'apprendre à gérer ses émotions autrement que par la nourriture. Cela peut être un processus difficile, mais il existe des outils et des stratégies qui peuvent vous aider à y parvenir.

5.5.1. Identifier les Émotions Liées à l'Alimentation

La première étape pour déjouer l'alimentation émotionnelle est d'apprendre à reconnaître les émotions qui la déclenchent. Voici quelques questions à vous poser lorsque vous ressentez une envie de manger sans avoir réellement faim :

- **Que ressentez-vous en ce moment ?** Identifiez l'émotion précise qui vous pousse à manger (ennui, stress, colère, tristesse, etc.).

- **Est-ce que la nourriture résoudra ce que vous ressentez ?** Prenez un moment pour réfléchir à la véritable cause de votre émotion et si manger peut réellement y répondre.

5.5.2. Utiliser des Alternatives Non Alimentaires

Lorsque vous avez identifié que votre envie de manger est émotionnelle, essayez de trouver une activité non alimentaire pour apaiser votre émotion. Voici quelques alternatives à tester :

- **Prendre une marche** : L'activité physique est un excellent moyen de réduire le stress et d'améliorer l'humeur sans recourir à la nourriture.

- **Parler à quelqu'un** : Parfois, simplement parler à un ami ou un membre de la famille de ce que vous ressentez peut vous aider à vous sentir mieux sans manger.

- **Prendre quelques minutes pour respirer** : La respiration profonde est une technique simple mais efficace pour calmer les émotions négatives. Prenez quelques minutes pour respirer profondément et vous recentrer.

5.6. Conclusion

L'alimentation automatique est un phénomène courant dans notre société, mais il est possible de le déjouer en adoptant des pratiques alimentaires conscientes. En identifiant les déclencheurs de vos comportements alimentaires inconscients et en mettant en place des stratégies pour les gérer, vous pouvez progressivement retrouver une relation plus saine avec la nourriture.

Cela demande du temps et de la pratique, mais chaque petit changement que vous apportez à vos habitudes alimentaires vous rapproche d'une alimentation plus équilibrée et plus satisfaisante. Les chapitres suivants continueront à explorer des techniques et des outils pour développer la pleine conscience dans votre relation avec la nourriture, vous aidant ainsi à déjouer les pièges d'une alimentation inconsciente dans toutes les situations de votre vie quotidienne.

Chapitre 6

L'Équilibre dans l'Assiette : Qualité et Quantité

L'un des défis les plus courants lorsqu'il s'agit de retrouver une relation saine avec la nourriture est de comprendre comment composer des repas qui répondent à la fois aux besoins nutritionnels et à nos sensations de faim et de satiété. Il ne s'agit pas seulement de ce que nous mangeons, mais aussi de combien nous mangeons. En pleine conscience, l'alimentation équilibrée prend en compte la qualité des aliments, leur diversité, et la taille des portions, afin de nourrir à la fois le corps et l'esprit.

Dans ce chapitre, nous allons explorer les bases de la composition d'un repas équilibré, la manière d'ajuster la taille des portions, et l'importance de la pleine conscience dans ces processus. Nous mettrons également l'accent sur la nécessité de privilégier des aliments riches en nutriments, tout en intégrant une variété suffisante pour assurer un apport optimal à l'organisme.

6.1. Qu'est-ce qu'un Repas Équilibré ?

Un repas équilibré est un repas qui contient tous les macronutriments nécessaires — protéines, glucides, et lipides — ainsi que des micronutriments essentiels, comme les vitamines et les minéraux. Il doit également être suffisamment varié pour inclure une large gamme de nutriments, tout en étant agréable à consommer. Un tel repas répond aux besoins du corps en énergie, mais aussi aux signaux de faim et de satiété.

6.1.1. Les Composantes d'un Repas Équilibré

Pour composer un repas équilibré, il est important de comprendre les différentes catégories d'aliments et leur rôle dans l'alimentation :

- **Les protéines** : Elles sont essentielles pour la réparation et la croissance des tissus du corps. Les protéines peuvent provenir de sources animales (viandes, poissons, œufs, produits laitiers) ou végétales (légumineuses, tofu, noix, graines).

- **Les glucides** : Ils constituent la principale source d'énergie pour le corps. Les glucides peuvent être simples (sucre, miel) ou complexes (pain complet, riz, pâtes, céréales). Les glucides complexes, riches en fibres, sont à privilégier car ils fournissent une énergie plus durable et aident à la digestion.

- **Les lipides** : Les graisses sont également une source d'énergie, et elles jouent un rôle dans l'absorption des vitamines et dans la protection des organes. Les bonnes graisses, comme celles que l'on trouve dans les avocats, les noix, les poissons gras et l'huile d'olive, sont à privilégier.

- **Les fibres** : Présentes dans les fruits, les légumes, les légumineuses et les céréales complètes, elles favorisent une bonne digestion et aident à maintenir la satiété plus longtemps.

- **Les vitamines et minéraux** : Ils sont essentiels au bon fonctionnement du corps. Chaque aliment apporte des nutriments spécifiques, d'où l'importance de la variété dans les repas.

6.1.2. La Variété : Clé d'un Repas Nutritif

Un autre aspect crucial de l'équilibre alimentaire est la variété. Manger la même chose tous les jours peut entraîner des carences en nutriments, car aucun aliment ne contient à lui seul tous les éléments nécessaires. La variété permet de diversifier les apports en vitamines, minéraux et antioxydants, tout en rendant les repas plus intéressants et agréables.

La pleine conscience joue un rôle clé ici. En étant attentif aux aliments que l'on consomme, nous sommes plus enclins à diversifier notre assiette. Prendre le temps de choisir différents légumes, céréales et sources de protéines permet de maintenir un équilibre dans la qualité nutritionnelle des repas.

6.2. Pleine Conscience et Taille des Portions

L'un des problèmes récurrents dans les sociétés modernes est la difficulté à ajuster la taille des portions de manière appropriée. Souvent, nos portions sont dictées par des facteurs externes, tels que la taille des assiettes ou la quantité servie dans les restaurants, plutôt que par les signaux de faim et de satiété. En pleine conscience, ajuster la taille des portions devient un exercice d'écoute du corps, permettant de manger juste ce qu'il faut pour être rassasié sans surcharger l'organisme.

6.2.1. Pourquoi la Taille des Portions Est Importante

La taille des portions a un impact direct sur la manière dont nous assimilons les calories et les nutriments. Manger en trop grande quantité, même des aliments sains, peut entraîner une surconsommation d'énergie, ce qui peut provoquer une prise de poids et des problèmes de santé à long terme, comme l'obésité ou les maladies cardiovasculaires. À l'inverse, des portions trop petites peuvent entraîner des carences nutritionnelles et un manque d'énergie.

En pleine conscience, il ne s'agit pas de suivre des règles strictes ou des régimes imposant des portions fixes, mais de se reconnecter aux sensations naturelles du corps. Manger quand on a faim, et s'arrêter quand on est rassasié, est un processus fondamental dans la gestion de la taille des portions.

6.2.2. Comment Ajuster la Taille des Portions en Pleine Conscience

Voici quelques stratégies pour mieux ajuster les portions à vos besoins réels grâce à la pleine conscience :

- **Écouter les signaux de faim et de satiété** : Avant de vous servir, prenez un moment pour évaluer votre niveau de faim. Lorsque vous mangez, soyez attentif aux sensations de satiété qui se manifestent. Mangez lentement pour permettre à votre corps de signaler quand il a reçu assez d'énergie.

- **Utiliser des assiettes plus petites** : Des études montrent que la taille de l'assiette influence la quantité que l'on consomme. Opter pour des assiettes plus petites permet de contrôler plus facilement les portions tout en donnant l'impression d'avoir un repas complet.

- **Commencer avec de petites portions** : Servez-vous d'abord une petite quantité de chaque aliment. Vous pourrez toujours vous resservir si vous avez encore faim après avoir terminé votre première portion.

- **Respecter le temps de digestion** : Il faut environ 20 minutes au corps pour signaler la satiété. Faites une pause après votre première portion pour permettre à votre corps d'assimiler ce que vous avez mangé avant de décider si vous avez besoin de plus.

6.2.3. S'adapter aux Besoins Individuels

Chaque personne a des besoins alimentaires uniques, qui dépendent de nombreux facteurs tels que l'âge, le sexe, le niveau d'activité physique, et les objectifs de santé. Il est donc important d'adapter la taille des portions en fonction de vos besoins spécifiques, plutôt que de suivre des portions standards.

La pleine conscience vous aide à mieux comprendre vos propres besoins. Plutôt que de vous fier à des quantités prédéfinies, apprenez à ajuster vos portions selon ce que vous ressentez, en prenant en compte non seulement la faim, mais aussi l'énergie dépensée au cours de la journée, ou les signaux de fatigue.

6.3. L'Importance des Aliments Nutritifs

Si la taille des portions est essentielle pour une alimentation équilibrée, la qualité des aliments consommés est tout aussi importante. Manger en pleine conscience, c'est aussi prendre le temps de choisir des aliments riches en nutriments, qui nourrissent le corps en profondeur plutôt que de simplement fournir des calories vides.

6.3.1. Aliments Riches en Nutriments vs Aliments Vides

Les aliments riches en nutriments sont ceux qui contiennent un grand nombre de vitamines, de minéraux, d'antioxydants, et de fibres, tout en apportant une quantité modérée de calories. Parmi ces aliments, on retrouve les fruits et légumes frais, les céréales complètes, les légumineuses, les poissons gras, et les produits laitiers non transformés.

En revanche, les aliments vides sont ceux qui apportent des calories, mais très peu de nutriments. Ce sont souvent des produits transformés riches en sucres raffinés, en graisses saturées ou en additifs, comme les boissons sucrées, les pâtisseries industrielles, ou les snacks ultra-transformés.

Manger en pleine conscience implique de faire des choix alimentaires qui priorisent la qualité plutôt que la quantité, et de consommer des aliments qui non seulement vous rassasient, mais qui nourrissent également votre corps.

6.3.2. Privilégier les Aliments Non Transformés

Un des moyens les plus simples d'améliorer la qualité de son alimentation est de privilégier les aliments non transformés. Ces aliments sont souvent plus riches en nutriments essentiels et contiennent moins d'additifs ou de sucres ajoutés. Voici quelques principes pour intégrer davantage d'aliments non transformés dans votre alimentation :

- **Cuisiner à partir d'ingrédients bruts** : Préparer vos repas à partir d'aliments frais et entiers vous permet de mieux contrôler ce que vous mangez et d'éviter les additifs présents dans les aliments transformés.

- **Favoriser les produits locaux et de saison** : Les fruits et légumes de saison, cultivés localement, sont souvent plus riches en nutriments et plus savoureux.

- **Réduire les produits industriels** : Limitez la consommation d'aliments transformés comme les plats préparés, les sauces industrielles, ou les snacks transformés, qui contiennent souvent des graisses, des sucres et du sel en excès.

6.3.3. Intégrer des Super-aliments dans son Assiette

Les super-aliments sont des produits particulièrement riches en nutriments bénéfiques pour la santé, tels que des antioxydants, des vitamines, des minéraux et des acides gras essentiels. Bien qu'aucun aliment à lui seul ne puisse tout apporter, certains aliments méritent une place privilégiée dans une alimentation équilibrée en raison de leur profil nutritionnel exceptionnel. Voici quelques exemples de super-aliments à inclure régulièrement dans vos repas :

- **Les baies** (myrtilles, framboises, mûres) : riches en antioxydants, elles protègent les cellules contre les dommages des radicaux libres.

- **Les graines de chia et de lin** : excellentes sources d'acides gras oméga-3, elles sont bénéfiques pour la santé cardiaque et aident à réduire l'inflammation.

- **Le quinoa** : une céréale complète contenant tous les acides aminés essentiels, idéale pour un apport en protéines végétales.

- **Le curcuma** : une épice anti-inflammatoire, souvent utilisée pour ses bienfaits antioxydants et digestifs.

En intégrant ces aliments à votre alimentation, vous enrichissez vos repas non seulement sur le plan gustatif, mais aussi en matière de nutrition.

6.4. Comment Composer un Repas en Pleine Conscience

Composer un repas équilibré en pleine conscience n'est pas seulement une question de choisir les bons aliments ou de bien doser les portions, c'est aussi l'art de rendre chaque repas une expérience sensorielle et émotionnelle. L'idée est de faire en sorte que le moment du repas devienne un moment d'écoute, d'observation et de satisfaction des besoins réels du corps.

6.4.1. Préparer son Repas en Pleine Conscience

La pleine conscience peut commencer bien avant de s'asseoir à table. Le processus de préparation des repas est un moment important pour se reconnecter aux aliments que vous consommez. Voici quelques façons de pratiquer la pleine conscience lors de la préparation des repas :

- **Être attentif aux ingrédients** : Lorsque vous préparez votre repas, prenez le temps de sentir, toucher et observer les couleurs et les textures des aliments. Cela vous aide à apprécier la nourriture avant même de la consommer.

- **Éviter les distractions** : Préparez vos repas dans un environnement calme, sans télévision ni distractions. Cela permet de créer un lien avec la nourriture et de mieux savourer le processus de préparation.

- **Cuisiner avec intention** : Concentrez-vous sur l'acte de cuisiner en étant présent à chaque étape. Remarquez le bruit des aliments qui cuisent, la manière dont ils se transforment et l'arôme qui se dégage.

6.4.2. Savourer Chaque Bouchée

Lorsque vous êtes enfin à table, la pleine conscience se manifeste par l'acte de manger avec attention. Voici quelques principes pour pratiquer le "manger conscient" au moment de savourer votre repas :

- **Prendre de petites bouchées** : En prenant des petites bouchées et en mâchant lentement, vous permettez à votre cerveau d'enregistrer plus facilement les signaux de satiété.

- **Manger sans distractions** : En éliminant les distractions comme la télévision ou les smartphones, vous vous concentrez pleinement sur l'expérience du repas, ce qui améliore la digestion et favorise un sentiment de satisfaction.

- **Être attentif aux saveurs et textures** : Prenez le temps de savourer chaque bouchée en étant attentif aux différentes saveurs, textures, et arômes des aliments. Cela amplifie le plaisir de manger et permet de mieux apprécier la nourriture.

6.4.3. S'arrêter à Satiété

Un des plus grands avantages du manger en pleine conscience est la capacité à reconnaître les signes de satiété avant de trop manger. Il est important de se rappeler qu'il faut du temps à votre cerveau pour enregistrer que votre corps est rassasié. En mangeant lentement, vous donnez à votre corps le temps nécessaire pour signaler que vous avez assez mangé.

Voici quelques moyens d'apprendre à respecter vos signaux de satiété :

- **Faire une pause au milieu du repas** : À mi-parcours de votre repas, faites une pause pour évaluer votre niveau de satiété. Demandez-vous si vous avez encore faim ou si vous mangez par habitude.

- **Poser vos couverts entre chaque bouchée** : Poser vos couverts entre chaque bouchée vous oblige à ralentir le rythme et à manger plus attentivement. Cela vous aide à mieux sentir lorsque vous êtes rassasié.

- **Accepter de ne pas finir l'assiette** : Il peut être difficile de ne pas finir son assiette si l'on a été habitué à toujours manger tout ce qui est servi, mais il est important d'écouter votre corps. Si vous n'avez plus faim, il est préférable d'arrêter, même s'il reste de la nourriture dans votre assiette.

6.5. Repenser les Repas à Long Terme

Manger en pleine conscience et composer des repas équilibrés demande une certaine rééducation de vos habitudes alimentaires, mais avec le temps, ces pratiques peuvent devenir des réflexes naturels. L'objectif est d'intégrer la pleine conscience à votre quotidien de manière durable, afin de maintenir une alimentation saine et équilibrée sur le long terme.

6.5.1. Adapter ses Repas aux Besoins de l'Instant

Les besoins nutritionnels d'une personne peuvent varier en fonction de son activité physique, de ses états émotionnels ou de ses besoins spécifiques (grossesse, maladie, etc.). La pleine conscience vous aide à adapter vos repas à vos besoins du moment. Plutôt que de suivre un régime fixe, vous apprenez à être attentif à ce que votre corps vous demande chaque jour.

6.5.2. Développer une Relation de Long Terme avec la Nourriture

Le but ultime de la pleine conscience alimentaire est de développer une relation saine, durable et respectueuse avec la nourriture. Cela signifie sortir des schémas de restriction, de culpabilité ou de surconsommation, pour revenir à une alimentation basée sur le plaisir et la satisfaction des besoins du corps.

En mangeant en pleine conscience, vous apprenez à respecter vos envies, tout en faisant des choix qui soutiennent votre bien-être à long terme. C'est un équilibre entre le plaisir immédiat de manger et le soin de son corps sur le long terme.

85

6.6. Conclusion

Retrouver l'équilibre dans l'assiette est une démarche qui va au-delà du simple contrôle des portions ou du choix des aliments. C'est une approche globale, où la qualité de la nourriture et la quantité sont ajustées en fonction des besoins du corps et des signaux de satiété. La pleine conscience offre un cadre pour mieux comprendre ces signaux et composer des repas équilibrés, en tenant compte à la fois des aspects nutritifs et émotionnels de l'alimentation.

En pratiquant la pleine conscience, vous pouvez non seulement améliorer la qualité de votre alimentation, mais aussi développer une relation plus harmonieuse avec la nourriture, en écoutant votre corps et en respectant ses besoins réels.

Chapitre 7

Manger avec les Sens : Redécouvrir le Plaisir de Manger

L'acte de manger dépasse la simple satisfaction des besoins énergétiques du corps. Manger est aussi une expérience sensorielle qui engage tous nos sens : la vue, l'odorat, le toucher, le goût et même l'ouïe. Pourtant, dans le rythme effréné de la vie moderne, nous avons souvent perdu le lien avec cette dimension sensorielle, absorbés par des distractions ou des habitudes alimentaires automatiques.

Dans ce chapitre, nous allons explorer comment la pleine conscience nous invite à redécouvrir le plaisir de manger en réveillant nos sens. Nous verrons l'importance de chaque sens dans l'expérience alimentaire, et comment la pleine conscience peut nous aider à ralentir, savourer, et réapprendre à manger avec attention et plaisir. Des exercices pratiques vous seront également proposés pour intégrer ces principes dans votre quotidien.

7.1. L'Importance des Cinq Sens dans l'Expérience Alimentaire

Chaque sens joue un rôle spécifique dans la manière dont nous percevons et apprécions la nourriture. Manger, ce n'est pas simplement goûter, c'est une symphonie de sensations où tous les sens sont sollicités, et où chaque sens apporte sa contribution à l'expérience globale. Voici comment les cinq sens influencent notre relation avec la nourriture.

7.1.1. La Vue : L'Apparence et la Présentation des Aliments

Avant même de goûter un aliment, la première interaction que nous avons avec lui est visuelle. L'apparence des aliments, leurs couleurs, leurs formes et la manière dont ils sont présentés sur une assiette jouent un rôle crucial dans notre perception de ce que nous allons manger.

Des études montrent que des repas présentés de manière esthétique et colorée sont souvent perçus comme plus appétissants et savoureux. La pleine conscience nous invite à prêter attention à cet aspect visuel avant chaque repas. Comment les aliments sont-ils arrangés dans l'assiette ? Quelle est la variété des couleurs et des textures ? Prenez le temps d'observer ces détails avant de commencer à manger.

Exercice : Lorsque vous vous asseyez pour manger, faites une pause et contemplez votre assiette pendant quelques instants. Observez les couleurs, les formes, et la manière dont les aliments sont disposés. Cela vous aidera à mieux apprécier ce que vous êtes sur le point de manger.

7.1.2. L'Odorat : Le Pouvoir des Arômes

L'odorat est un autre sens essentiel dans l'expérience alimentaire. Les arômes d'un plat éveillent notre appétit bien avant que nous ne le goûtions. Les odeurs sont aussi fortement liées à la mémoire et aux émotions, ce qui explique pourquoi certains plats peuvent susciter des souvenirs particuliers ou des sensations de confort.

La pleine conscience nous aide à être plus attentifs aux arômes des aliments. En prenant le temps de respirer profondément avant de manger, nous pouvons renforcer notre plaisir sensoriel et mieux savourer chaque bouchée. L'odeur des épices, la fraîcheur des fruits, ou l'arôme d'un plat chaud peuvent tous améliorer notre expérience culinaire si nous y prêtons attention.

Exercice : Avant de porter une bouchée à votre bouche, prenez un moment pour humer le plat. Inspirez profondément et essayez d'identifier les différentes odeurs. Cela vous aidera à vous concentrer sur l'expérience sensorielle que vous êtes sur le point de vivre.

7.1.3. Le Toucher : La Texture des Aliments

La texture des aliments est un aspect souvent négligé, mais qui joue un rôle crucial dans le plaisir de manger. Le croquant d'une pomme, la douceur d'une purée, la fermeté d'un morceau de pain — tous ces éléments influencent notre perception de la nourriture. En pleine conscience, prêter attention à la manière dont les aliments se sentent en bouche, à leur texture, peut nous aider à mieux apprécier ce que nous mangeons.

Le toucher ne se limite pas seulement à la sensation en bouche. Il commence dès que nous touchons la nourriture avec nos mains ou nos couverts. La texture d'un fruit dans notre main, la résistance d'une fourchette lorsqu'elle pique un aliment, sont des sensations qui, bien que subtiles, ajoutent à l'expérience sensorielle.

Exercice : Portez attention à la texture de vos aliments. Pendant que vous mâchez, concentrez-vous sur la sensation que chaque bouchée crée en bouche. Est-ce croquant, moelleux, crémeux ? Essayez de décrire ces sensations à vous-même.

7.1.4. L'Ouïe : Le Bruit des Aliments

L'ouïe, bien que souvent ignorée dans l'acte de manger, peut aussi influencer notre perception des aliments. Le son des aliments lorsque nous les mâchons, comme le craquement d'une biscotte ou le bruit d'un fruit juteux que l'on croque, fait partie de l'expérience sensorielle.

Dans un environnement calme, prêter attention aux bruits que font les aliments peut amplifier l'acte de manger en pleine conscience. Cela nous pousse à être présents, à ralentir et à nous concentrer sur chaque bouchée.

Exercice : Mangez dans le silence et concentrez-vous sur les sons que vous entendez pendant que vous mangez. Le bruit de la mastication, le croquant des légumes, ou même le bruit du liquide dans une soupe. Cela vous aidera à rester connecté à l'acte de manger.

7.1.5. Le Goût : La Saveur des Aliments

Le goût est évidemment le sens le plus associé à l'alimentation. Il s'agit de la combinaison des cinq saveurs de base : sucré, salé, acide, amer, et umami (une saveur savoureuse souvent associée aux protéines). Cependant, lorsque nous mangeons trop vite ou sans attention, nous manquons souvent de pleinement apprécier les saveurs des aliments.

Manger en pleine conscience consiste à ralentir et à accorder une attention totale aux saveurs des aliments. Cela permet de redécouvrir le plaisir simple du goût, de mieux apprécier la richesse et la complexité de certains plats, et d'éviter la surconsommation, car nous nous sentons plus rapidement satisfaits.

Exercice : Mâchez lentement chaque bouchée et essayez de discerner les différentes saveurs présentes. Vous pouvez même fermer les yeux pour mieux vous concentrer sur les sensations gustatives. Identifiez les notes sucrées, salées ou acidulées qui émergent au fur et à mesure que vous mâchez.

7.2. Les Bienfaits de la Pleine Conscience Sensorielle

Réapprendre à manger avec ses sens, c'est redécouvrir une manière plus riche et plus satisfaisante de se nourrir. Cette approche présente plusieurs bienfaits tant sur le plan physique que mental.

7.2.1. Une Expérience Alimentaire Plus Riche

Manger avec les sens augmente le plaisir que l'on tire des repas. En étant plus présent, chaque bouchée devient une expérience sensorielle complète. Cela nous permet de mieux apprécier des aliments que nous considérions comme ordinaires. En pleine conscience, même les plats les plus simples peuvent devenir une source de satisfaction.

7.2.2. Une Réduction de la Surconsommation

Lorsque nous mangeons rapidement ou de manière distraite, nous avons tendance à consommer plus que nécessaire, car notre corps n'a pas le temps d'envoyer les signaux de satiété au cerveau. En prêtant attention aux sensations, nous sommes plus à l'écoute de notre corps et sommes plus enclins à nous arrêter de manger lorsque nous sommes rassasiés.

7.2.3. Une Réduction du Stress Alimentaire

Manger en pleine conscience, en prenant le temps de savourer chaque bouchée et de prêter attention à nos sens, permet de transformer l'acte de manger en un moment de détente et de plaisir. Cela nous aide à réduire le stress associé aux repas, que ce soit le stress de manger trop, trop vite, ou de faire les mauvais choix alimentaires.

7.3. Exercices Pratiques pour Développer la Pleine Conscience Sensorielle

Apprendre à manger avec les sens demande de la pratique, surtout si vous êtes habitué à manger rapidement ou en étant distrait. Voici quelques exercices pratiques pour intégrer progressivement cette approche dans votre quotidien.

7.3.1. L'Exercice du Raisin Sec

Un exercice classique pour développer la pleine conscience sensorielle est celui du raisin sec. Cet exercice, utilisé dans les programmes de pleine conscience, consiste à observer, toucher, sentir et goûter un raisin sec avec une attention totale.

- **Étape 1 : Observation** : Prenez un raisin sec dans votre main et observez-le attentivement. Examinez sa forme, sa texture, sa couleur. Notez les plis, les nuances de brun et la brillance de sa surface.

- **Étape 2 : Toucher** : Tenez le raisin sec entre vos doigts et sentez sa texture. Est-il collant, rugueux ou lisse ? Essayez de ressentir la sensation qu'il provoque sur votre peau.

- **Étape 3 : Odeur** : Approchez le raisin sec de votre nez et prenez une profonde inspiration. Quels arômes percevez-vous ? L'odeur évoque-t-elle quelque chose pour vous ?

- **Étape 4 : Goût** : Placez lentement le raisin sec dans votre bouche, mais ne le mâchez pas tout de suite. Notez la première sensation en bouche. Puis commencez à mâcher lentement pour en ressentir le goût.

- **Étape 5 : Saveur** : Commencez à mâcher lentement le raisin sec, en étant pleinement conscient de chaque mouvement de vos mâchoires. Sentez la douceur du raisin sec se libérer au fur et à mesure que vous mâchez. Essayez d'identifier les différentes saveurs qui se développent. Y a-t-il une évolution dans le goût ? Y a-t-il une différence entre la première bouchée et les suivantes ?

- **Étape 6 : Texture** : Portez attention à la texture du raisin sec au fur et à mesure que vous le mâchez. Comment sa consistance change-t-elle dans votre bouche ? De quelle manière cela affecte-t-il votre plaisir à le manger ?

- **Étape 7 : Avaler** : Lorsque vous êtes prêt à avaler, notez les sensations que cela provoque. Ressentez le mouvement dans votre gorge et soyez attentif à la manière dont le goût persiste ou disparaît après avoir avalé.

Cet exercice, bien qu'il semble simple, peut être révélateur de la façon dont nous mangeons habituellement. Il permet de ralentir et d'observer consciemment chaque aspect sensoriel de la nourriture. En répétant cet exercice avec d'autres aliments, vous apprendrez à savourer pleinement chaque bouchée et à être plus en phase avec vos sensations alimentaires.

7.3.2. L'Exercice des Cinq Sens

Un autre exercice puissant pour développer la pleine conscience sensorielle est de pratiquer le "manger avec les cinq sens". Cet exercice peut être appliqué à n'importe quel aliment ou repas et vous aidera à cultiver l'attention sur chaque sens au cours du repas.

1. **Vue** : Avant de commencer à manger, prenez quelques instants pour observer votre plat. Quelles couleurs voyez-vous ? Comment les aliments sont-ils présentés ? Y a-t-il des contrastes entre les différents éléments de votre assiette ? Remarquez les détails que vous pourriez autrement ignorer.

2. **Odorat** : Avant de prendre votre première bouchée, rapprochez le plat de votre nez et respirez profondément. Quels arômes reconnaissez-vous ?

   Y a-t-il des senteurs spécifiques que vous associez à certains ingrédients ? Prenez note des différentes odeurs et de leur impact sur votre appétit.

3. **Toucher** : Si vous mangez avec vos mains (comme pour un fruit ou un morceau de pain), prenez un moment pour sentir la texture de la nourriture. Est-elle lisse, rugueuse, moelleuse, ou ferme ? Si vous utilisez des couverts, prêtez attention à la sensation des aliments dans votre bouche. Notez comment chaque aliment interagit avec votre langue et vos dents.

4. **Ouïe** : Pendant que vous mangez, écoutez les sons que font les aliments lorsque vous les mâchez. Certains aliments craquent sous la dent, d'autres sont plus silencieux et fondants. Prenez plaisir à ces bruits, car ils sont une composante importante de l'expérience sensorielle.

5. **Goût** : Une fois que vous commencez à manger, concentrez-vous pleinement sur les saveurs. Notez la complexité des goûts, comment certains se révèlent plus tard ou s'atténuent au fil de la mastication. Essayez de décomposer les différents éléments gustatifs du plat : le sucré, le salé, l'acide, l'amer, et l'umami. Cela vous permettra d'apprécier la richesse de chaque bouchée.

Pratiquer cet exercice régulièrement peut transformer complètement la façon dont vous vivez les repas, vous permettant de mieux savourer les plaisirs simples de la nourriture et de renouer avec vos sensations naturelles de faim et de satiété.

7.4. Réapprendre à Apprécier la Nourriture

L'objectif de manger avec les sens et de pratiquer la pleine conscience sensorielle n'est pas seulement d'améliorer la qualité de vos repas, mais aussi de redécouvrir le plaisir de manger. Lorsque nous étions enfants, chaque découverte sensorielle était une source de fascination : les couleurs vives d'une pomme, la texture d'un morceau de chocolat fondant, l'odeur d'un plat cuisiné à la maison. En grandissant, ces sensations deviennent souvent secondaires, noyées dans les préoccupations de la vie quotidienne.

La pleine conscience alimentaire vous aide à réactiver cette capacité naturelle à prendre du plaisir dans les repas. Elle vous invite à ralentir, à être curieux, et à apprécier pleinement les aliments que vous consommez, tout en réduisant les comportements automatiques ou inconscients.

7.4.1. Redécouvrir les Aliments Simples

La pratique de la pleine conscience sensorielle peut aussi vous aider à redécouvrir des aliments que vous considériez comme « basiques » ou sans intérêt. Par exemple, manger une pomme en pleine conscience peut révéler des nuances de saveurs et de textures que vous n'aviez jamais remarquées auparavant. C'est un exercice qui peut transformer la manière dont vous percevez même les plats les plus simples.

Lorsque vous mangez avec attention, vous développez une relation plus respectueuse avec la nourriture, car vous apprenez à l'apprécier pour ce qu'elle est, plutôt que pour ses seules qualités nutritionnelles ou caloriques.

7.4.2. Réapprendre à Cuisiner avec Amour

Manger en pleine conscience peut également transformer votre manière de cuisiner. En portant attention aux textures, aux odeurs, et aux couleurs des aliments pendant leur préparation, vous devenez plus engagé dans l'acte de cuisiner. Cuisiner devient alors une activité créative et sensorielle en soi, un moyen d'être présent et de prendre soin de vous-même ou de vos proches.

Cela peut vous encourager à choisir des ingrédients de qualité, à explorer de nouvelles recettes, et à prendre plus de plaisir dans la préparation des repas.

5. Conclusion

Manger avec les sens est une clé pour renouer avec le plaisir de manger et améliorer notre relation à la nourriture. En étant pleinement présent à chaque repas, en prêtant attention à la vue, à l'odorat, au toucher, au goût et même à l'ouïe, nous pouvons transformer des moments quotidiens en expériences riches et satisfaisantes.

La pleine conscience sensorielle ne se limite pas à rendre les repas plus agréables ; elle permet également de cultiver une meilleure écoute de soi-même, en reconnaissant les signaux de faim et de satiété, et en retrouvant une relation harmonieuse avec l'alimentation.

En intégrant les exercices pratiques de ce chapitre dans votre quotidien, vous pouvez commencer à savourer chaque bouchée, redécouvrir le plaisir simple de manger, et faire de chaque repas une véritable expérience sensorielle.

Chapitre 8

Gérer les Émotions sans Alimentation Compulsive

L'alimentation émotionnelle est un comportement que beaucoup de personnes adoptent sans même s'en rendre compte. Lorsque nous sommes stressés, tristes, fatigués ou simplement ennuyés, nous nous tournons souvent vers la nourriture pour combler un vide ou pour nous apporter du réconfort. Ce mécanisme d'adaptation peut devenir problématique, car il conduit souvent à une suralimentation, à des choix alimentaires peu sains et à un cycle de culpabilité et de frustration.

Dans ce chapitre, nous allons explorer le lien complexe entre les émotions et l'alimentation, identifier les situations où nous mangeons pour des raisons émotionnelles et discuter de techniques concrètes pour apprendre à gérer nos émotions sans recourir à la nourriture. Apprendre à différencier la vraie faim (physiologique) de la faim émotionnelle est une étape clé pour retrouver une relation saine et équilibrée avec l'alimentation.

8.1. Comprendre le Lien entre Émotions et Alimentation

Le lien entre les émotions et l'alimentation est complexe et enraciné dans nos expériences personnelles et sociales. Dès l'enfance, nous apprenons que la nourriture peut être utilisée comme récompense ou comme moyen de consolation. Par exemple, un enfant qui pleure reçoit un biscuit pour se calmer, ou une bonne note à l'école est récompensée par un dessert spécial.

Au fil du temps, nous associons inconsciemment la nourriture à une solution pour faire face aux émotions désagréables.

8.1.1. La Fonction Confort de la Nourriture

Lorsque nous vivons des émotions fortes, en particulier des émotions négatives comme le stress, la tristesse, la colère ou l'ennui, la nourriture peut jouer un rôle de « réconfort ». Les aliments riches en sucre, en gras ou en sel sont particulièrement prisés dans ces moments, car ils stimulent le système de récompense du cerveau en libérant de la dopamine, un neurotransmetteur associé au plaisir.

Cependant, ce réconfort est souvent temporaire. Une fois l'effet initial passé, les émotions sous-jacentes refont surface, souvent accompagnées de sentiments de culpabilité ou de honte liés à la suralimentation. Cela crée un cercle vicieux où la nourriture devient un moyen de gérer des émotions non résolues, sans que le véritable problème ne soit abordé.

8.1.2. Stress et Alimentation

Le stress est l'un des déclencheurs émotionnels les plus courants de l'alimentation compulsive. Lorsque nous sommes stressés, notre corps libère du cortisol, une hormone qui augmente notre appétit, en particulier pour les aliments riches en calories. Cela explique pourquoi nous avons tendance à rechercher des « aliments de réconfort » dans des situations de stress intense.

Le stress chronique peut ainsi mener à une prise de poids progressive et à des habitudes alimentaires déséquilibrées. Apprendre à gérer le stress d'une manière plus saine est essentiel pour sortir de ce schéma.

8.1.3. Les Émotions Évitées

Parfois, la nourriture sert également à éviter de ressentir certaines émotions. Plutôt que de faire face à des sentiments de tristesse, de solitude ou d'ennui, nous nous tournons vers la nourriture comme une distraction. Cela nous permet temporairement de fuir des émotions inconfortables, mais cela ne résout pas le problème sous-jacent.

Le fait de reconnaître cette dynamique est une première étape essentielle vers une alimentation plus consciente. Prendre conscience de la manière dont nous utilisons la nourriture pour éviter nos émotions est un acte de pleine conscience qui nous permet de reprendre le contrôle.

8.2. Identifier les Situations où l'on Mange pour des Raisons Émotionnelles

La pleine conscience alimentaire implique de développer une plus grande conscience des moments où nous mangeons pour des raisons autres que la faim physique. Cela nécessite d'apprendre à identifier les déclencheurs émotionnels qui nous poussent à manger, et à différencier la faim émotionnelle de la faim physiologique.

8.2.1. Les Signes de la Faim Émotionnelle

La faim émotionnelle se distingue de la faim physique par plusieurs caractéristiques. Voici quelques différences clés :

- **Appétit soudain** : La faim émotionnelle survient généralement de manière soudaine, alors que la faim physique se développe plus progressivement.

- **Envies spécifiques** : Lorsque vous mangez pour des raisons émotionnelles, vous avez souvent des envies spécifiques, comme des sucreries, des aliments gras ou salés, alors que la faim physique peut être satisfaite par une variété d'aliments.

- **Absence de signaux corporels** : La faim émotionnelle n'est pas liée aux signaux corporels de faim, comme un ventre qui gargouille ou une sensation de vide dans l'estomac. Elle provient plutôt d'un besoin émotionnel.

- **Manger sans satisfaction** : La faim émotionnelle ne disparaît pas après avoir mangé. Vous pouvez continuer à manger sans ressentir de satisfaction, car ce n'est pas la nourriture qui répond à votre véritable besoin.

8.2.2. Déclencheurs Courants de l'Alimentation Émotionnelle

Il est important d'identifier les déclencheurs émotionnels spécifiques qui vous poussent à manger. Les déclencheurs peuvent être internes (liés à vos émotions) ou externes (liés à votre environnement). Voici quelques exemples courants :

- **Stress** : Des journées de travail éprouvantes, des tensions relationnelles ou des soucis financiers peuvent tous déclencher l'envie de manger pour se calmer.

- **Ennui** : Les moments de vide ou d'ennui, où vous ne savez pas quoi faire, peuvent vous amener à grignoter sans réfléchir.

- **Solitude** : Manger peut parfois remplir un vide émotionnel lorsqu'on se sent seul ou isolé.

- **Fatigue** : Lorsque vous êtes fatigué, votre corps peut rechercher un regain d'énergie à travers la nourriture, en particulier les aliments riches en sucre ou en gras.

- **Procrastination** : Manger peut aussi devenir un moyen d'éviter une tâche difficile ou ennuyeuse.

Tenir un journal alimentaire et émotionnel peut être un excellent moyen d'identifier ces déclencheurs. En notant ce que vous mangez, quand vous mangez et ce que vous ressentez à ce moment-là, vous pouvez commencer à repérer des schémas dans vos comportements alimentaires.

8.2.3. Prendre un Instant pour Vérifier

Une des pratiques de pleine conscience les plus utiles pour différencier la faim émotionnelle de la faim physique est de faire une pause avant de manger et de vérifier ce que vous ressentez vraiment. Posez-vous les questions suivantes :

- Est-ce que je ressens une faim physique ? (Mon ventre gargouille-t-il ? Est-ce que je me sens faible ou étourdi ?)

- Est-ce que je suis stressé, triste, ou fatigué ?

- Est-ce que je mange pour me distraire ou pour éviter quelque chose ?

Ce court instant de réflexion peut faire une grande différence dans votre manière de réagir à vos émotions. Il vous permet de prendre conscience de vos motivations et de décider consciemment si vous avez vraiment besoin de manger ou non.

8.3. Techniques pour Gérer ses Émotions sans Recourir à la Nourriture

Apprendre à gérer ses émotions de manière plus saine est une étape cruciale pour sortir du cycle de l'alimentation émotionnelle. Heureusement, il existe de nombreuses techniques que vous pouvez utiliser pour faire face aux émotions sans recourir à la nourriture.

8.3.1. La Méditation de Pleine Conscience

La méditation de pleine conscience est une pratique puissante qui permet de se connecter à l'instant présent et de prendre du recul par rapport à ses émotions. Plutôt que de fuir vos émotions ou de chercher à les apaiser avec de la nourriture, la méditation vous apprend à les observer sans jugement.

Lorsqu'une émotion difficile surgit, la méditation vous aide à la reconnaître et à l'accepter, sans essayer de la changer ou de la supprimer. Cela peut vous permettre de mieux comprendre vos besoins émotionnels et d'y répondre de manière plus adaptée. En pratiquant régulièrement la méditation, vous développerez une plus grande résilience face aux émotions négatives, et vous serez moins tenté de vous tourner vers la nourriture pour y faire face.

Exercice de méditation : Lorsque vous ressentez une forte émotion qui vous pousse à manger, asseyez-vous dans un endroit calme et pratiquez une courte méditation. Fermez les yeux, concentrez-vous sur votre respiration et observez simplement ce que vous ressentez. Quelle est la nature de l'émotion ? Où la ressentez-vous dans votre corps ? Respirez profondément et laissez l'émotion être présente, sans chercher à la combattre. Cette pratique vous aidera à créer un espace entre l'émotion et l'action de manger, vous donnant ainsi la possibilité de choisir une réponse plus consciente.

8.3.2. La Respiration Consciente

La respiration est un outil simple mais efficace pour calmer les émotions fortes et réduire le stress. Lorsque nous sommes stressés ou anxieux, notre respiration devient souvent rapide et superficielle, ce qui renforce notre état émotionnel. En pratiquant la respiration consciente, vous pouvez rapidement apaiser votre système nerveux et réduire votre envie de manger sous l'effet du stress.

Exercice de respiration : Lorsque vous ressentez une forte envie de manger en réponse à une émotion, essayez cette technique de respiration simple : inspirez profondément par le nez pendant 4 secondes, retenez votre souffle pendant 4 secondes, puis expirez lentement par la bouche pendant 6 à 8 secondes. Répétez cet exercice de respiration pendant quelques minutes jusqu'à ce que vous ressentiez une sensation de calme. Cette technique aide à réguler votre système nerveux parasympathique, ce qui réduit le stress et, par conséquent, l'envie de manger sous l'effet d'émotions négatives.

Vous pouvez pratiquer cet exercice n'importe où et à n'importe quel moment, que vous soyez à votre bureau, dans les transports ou à la maison. La respiration consciente vous permet de faire une pause avant de céder à l'envie de manger et de reconnecter votre esprit à votre corps.

8.3.3. Remplacer l'Alimentation Émotionnelle par des Activités Constructives

Lorsque vous ressentez une envie de manger déclenchée par des émotions, l'une des stratégies les plus efficaces consiste à remplacer l'alimentation émotionnelle par une activité qui vous aide à gérer directement l'émotion. Ces activités peuvent être très simples, mais elles doivent vous permettre de prendre soin de vous de manière constructive.

Voici quelques exemples d'activités alternatives qui peuvent remplacer le fait de manger pour des raisons émotionnelles :

- **Faire de l'exercice** : Le mouvement physique est un excellent moyen de gérer les émotions, en particulier le stress et l'anxiété. Une simple marche, une séance de yoga ou un jogging peut vous aider à libérer de l'énergie négative et à vous recentrer.

- **Écrire dans un journal** : Lorsque vous êtes submergé par des émotions, les exprimer par écrit peut vous aider à les comprendre et à les traiter. Notez ce que vous ressentez, pourquoi vous avez envie de manger et quelles solutions pourraient vous aider à surmonter ces émotions sans recourir à la nourriture.

- **Parler à un ami** : Parfois, il suffit d'une conversation avec une personne de confiance pour atténuer le stress ou la tristesse. Le soutien social est un facteur clé pour surmonter les émotions difficiles.

- **Écouter de la musique ou lire** : Vous pouvez aussi opter pour une activité relaxante comme écouter de la musique apaisante, lire un livre inspirant, ou même pratiquer un loisir créatif. Ces activités détournent votre attention de l'envie de manger et apaisent votre esprit.

Le but de ces activités alternatives n'est pas de "combler" les émotions comme le fait la nourriture, mais plutôt de les gérer de manière plus saine, en répondant à vos véritables besoins émotionnels.

8.3.4. Pratiquer l'Auto-compassion

Souvent, l'alimentation émotionnelle s'accompagne de pensées de jugement et de culpabilité. Après avoir mangé pour des raisons émotionnelles, beaucoup de gens se sentent mal à l'aise, voire honteux, ce qui ne fait qu'aggraver le cycle de l'alimentation compulsive. Pour rompre ce cycle, il est essentiel de pratiquer l'auto-compassion.

L'auto-compassion consiste à se traiter avec bienveillance et sans jugement, en reconnaissant que tout le monde traverse des moments de faiblesse ou d'erreur. Plutôt que de vous blâmer après un épisode d'alimentation émotionnelle, essayez de vous parler avec douceur : "Je fais de mon mieux et c'est normal d'avoir des moments difficiles. Je vais m'améliorer à l'avenir."

L'auto-compassion vous permet d'adopter une attitude plus positive et constructive vis-à-vis de votre relation avec la nourriture. Elle vous aide à apprendre de vos expériences plutôt qu'à vous enfermer dans des sentiments négatifs.

8.3.5. Créer un Espace Sain entre Émotion et Action

Une des clés pour gérer les émotions sans recourir à la nourriture est de créer un espace entre le moment où vous ressentez une émotion et l'action de manger. Cet espace, aussi court soit-il, vous donne l'opportunité de faire un choix conscient. La pleine conscience joue ici un rôle essentiel, car elle vous permet de prendre conscience de l'émotion qui surgit, de la nommer et de la ressentir sans agir immédiatement.

Prendre simplement quelques minutes pour observer ce qui se passe à l'intérieur de vous – l'émotion, les sensations physiques, les pensées qui l'accompagnent – vous permet de ne pas réagir de manière automatique. Cet espace vous donne la possibilité de choisir une réponse différente, plus en adéquation avec vos besoins réels.

8.3.6. Développer une Boîte à Outils Émotionnelle

Pour surmonter l'alimentation émotionnelle à long terme, il est utile de développer une boîte à outils personnelle de stratégies que vous pouvez utiliser lorsque vous ressentez des émotions intenses. Cela peut inclure la méditation, la respiration, l'écriture, l'activité physique, ou toute autre technique qui vous aide à gérer vos émotions de manière positive.

L'idée est de reconnaître que la nourriture n'est pas le seul moyen de répondre à vos besoins émotionnels. En ayant un ensemble d'outils variés, vous serez mieux équipé pour faire face aux moments où les émotions semblent insurmontables.

8.4. Conclusion

Gérer ses émotions sans recourir à la nourriture est un défi important pour beaucoup de personnes, mais il est tout à fait possible d'y parvenir avec des pratiques de pleine conscience et des techniques adaptées. La première étape consiste à reconnaître le lien entre vos émotions et votre comportement alimentaire, puis à identifier les situations où vous mangez pour des raisons émotionnelles.

Ensuite, en développant des stratégies de gestion des émotions telles que la méditation, la respiration consciente, l'auto-compassion, et des activités alternatives, vous pouvez progressivement sortir du cycle de l'alimentation émotionnelle. Cela vous permettra de vous reconnecter à votre faim et à votre satiété réelle, et d'entretenir une relation plus saine avec la nourriture.

Le but n'est pas de supprimer les émotions – elles font partie de l'expérience humaine – mais de les accueillir et de les traiter de manière plus constructive, sans chercher refuge dans la nourriture. En apprenant à écouter vos émotions et à y répondre avec bienveillance, vous pouvez renforcer votre bien-être émotionnel et physique, tout en retrouvant un équilibre durable dans votre alimentation.

Exercices pratiques pour gérer les émotions sans alimentation compulsive

- **Journal émotionnel** : Pendant une semaine, notez chaque fois que vous ressentez une forte émotion et votre envie de manger. Identifiez les déclencheurs et les moments clés où vous mangez pour des raisons émotionnelles. Utilisez ce journal pour prendre conscience de vos habitudes et commencer à les modifier.

- **Méditation quotidienne** : Pratiquez la méditation de pleine conscience pendant 5 à 10 minutes chaque jour pour renforcer votre capacité à observer vos émotions sans y réagir de manière automatique.

- **Exercice de respiration** : Chaque fois que vous ressentez une envie de manger émotionnelle, prenez trois minutes pour pratiquer la respiration consciente et observer comment vos sensations évoluent.

En appliquant ces outils et en développant votre capacité à gérer les émotions, vous pourrez progressivement retrouver une relation plus saine et équilibrée avec la nourriture.

Chapitre 9

Appliquer la Pleine Conscience dans le Quotidien

La pleine conscience alimentaire, bien qu'elle soit souvent associée aux repas formels, s'étend bien au-delà de ces moments spécifiques. Elle doit être une pratique intégrée à la vie quotidienne, et inclut chaque interaction que nous avons avec la nourriture, que ce soit pendant les collations, au restaurant, au travail, ou même en famille. Appliquer la pleine conscience au quotidien demande un changement de perspective, une attention accrue et une volonté de se reconnecter à ses sensations et à ses besoins profonds.

Dans ce chapitre, nous explorerons comment la pleine conscience peut devenir une habitude ancrée dans votre quotidien. Nous aborderons des stratégies pratiques pour intégrer cette approche dans différentes situations de la vie courante, ainsi que des outils pour vous aider à cultiver cette présence mentale dans toutes vos décisions alimentaires.

9.1. Intégrer la Pleine Conscience dans le Quotidien

La pleine conscience, par essence, consiste à être présent à chaque instant, sans jugement, avec une attention douce et bienveillante. Appliquée à l'alimentation, cette présence vous permet d'honorer vos sensations de faim et de satiété, de savourer pleinement vos repas et de vous reconnecter à votre corps et à vos émotions.

Cependant, pour que la pleine conscience devienne une habitude, elle doit s'adapter à la réalité de votre quotidien, qui peut inclure des horaires chargés, des repas pris à la hâte, et de multiples distractions. L'idée n'est pas d'atteindre une perfection irréaliste, mais plutôt d'intégrer progressivement cette pratique dans chaque aspect de votre vie alimentaire.

9.1.1. Commencer Petit : Des Gestes Quotidiens

L'intégration de la pleine conscience dans votre quotidien ne nécessite pas de grands changements immédiats. Il s'agit plutôt de commencer par de petits ajustements. Voici quelques étapes simples pour appliquer le manger conscient au quotidien :

- **Pause avant de manger** : Avant chaque repas ou collation, prenez un moment pour vous arrêter et vous demander : « Suis-je vraiment affamé ? » ou « Qu'est-ce que je ressens physiquement et émotionnellement en ce moment ? ». Ce simple acte de réflexion vous permettra de prendre conscience de votre état intérieur et de décider si vous mangez en réponse à la faim ou à une émotion.

- **Respirer** : Prenez trois respirations profondes avant de commencer à manger. Cela vous permet de ralentir, de vous ancrer dans le moment présent et d'amorcer le repas avec une intention consciente.

- **Savourez la première bouchée** : Concentrez-vous sur la première bouchée de votre repas. Notez les saveurs, la texture, la température de la nourriture. Ce moment de dégustation consciente vous aide à vous reconnecter à votre expérience alimentaire.

- **Manger sans distraction** : Aussi souvent que possible, essayez de manger sans distractions, comme la télévision, votre téléphone ou l'ordinateur. Cela vous permet d'être pleinement attentif à votre repas et de mieux percevoir les signaux de satiété de votre corps.

Ces petits gestes, appliqués régulièrement, peuvent avoir un impact profond sur votre relation avec la nourriture.

9.1.2. Rendre les Repas un Moment de Pleine Conscience

Pour beaucoup de gens, les repas sont pris à la hâte, souvent sous la pression du temps ou en réponse à des obligations sociales. Cependant, manger avec conscience nécessite de ralentir et de rendre chaque repas un moment d'attention et de présence.

Voici quelques conseils pour transformer vos repas en une pratique consciente :

- **Créer une ambiance calme** : Si possible, essayez de créer une ambiance agréable et apaisante autour de vos repas. Cela peut inclure de mettre la table, de manger dans un environnement calme ou de pratiquer un rituel avant le repas, comme exprimer de la gratitude pour la nourriture. Cette approche aide à élever le repas à une expérience plus intentionnelle.

- **Manger lentement** : Prenez le temps de mâcher chaque bouchée lentement. Non seulement cela facilite la digestion, mais cela vous permet également de mieux savourer les saveurs et d'écouter les signaux de satiété de votre corps. Essayez de poser vos couverts entre chaque bouchée pour éviter de manger trop rapidement.

- **Écouter les sensations de satiété** : Pendant le repas, faites des pauses pour évaluer votre niveau de faim et de satiété. Demandez-vous : « Suis-je encore affamé ? » ou «

Ai-je suffisamment mangé ? ». Cela vous permet de mieux respecter les besoins de votre corps sans surmanger.

- **Remarquer les pensées et émotions** : Si des pensées ou des émotions surgissent pendant le repas (comme des envies ou de la culpabilité), observez-les sans les juger. La pleine conscience consiste à être curieux de ce qui se passe en vous, plutôt qu'à réagir automatiquement à ces sensations.

9.2. Appliquer la Pleine Conscience dans des Situations Spécifiques

Manger en pleine conscience peut sembler facile à pratiquer chez soi, mais qu'en est-il dans des situations plus complexes, comme les repas en famille, au travail, ou au restaurant ? Ces contextes peuvent être remplis de distractions, de pressions sociales ou de choix alimentaires limités, rendant la pleine conscience plus difficile à maintenir. Cependant, avec quelques ajustements, il est tout à fait possible de rester connecté à vos besoins et à vos sensations dans ces environnements.

9.2.1. Les Repas en Famille ou entre Amis

Les repas en famille ou avec des amis sont souvent des moments de convivialité, mais ils peuvent aussi être source de stress ou de tentation, surtout si les habitudes alimentaires des autres diffèrent des vôtres. Voici quelques stratégies pour rester attentif à vos sensations tout en profitant de ces moments partagés :

- **Focus sur la connexion** : Plutôt que de vous concentrer uniquement sur la nourriture, essayez de focaliser votre attention sur les conversations et les interactions sociales. Cela vous permet de profiter de la compagnie de vos proches sans être uniquement centré sur ce que vous mangez.

- **Écouter votre corps malgré les portions généreuses** : Dans de nombreuses familles, il est courant de servir des portions généreuses, voire de vous inciter à manger plus. Apprenez à dire non avec bienveillance ou à écouter vos propres signaux de satiété. Vous pouvez également choisir de servir vous-même vos portions pour avoir plus de contrôle.

- **Prendre le temps de savourer** : Même dans un environnement animé, essayez de prendre le temps de savourer chaque bouchée et de manger lentement. Ce simple geste vous aidera à rester connecté à vos sensations, même si le repas est pris dans un contexte social.

9.2.2. Manger au Travail

Les repas pris au travail peuvent être un défi pour la pleine conscience, en raison de la pression du temps, des repas pris à votre bureau ou des collations grignotées rapidement entre deux réunions. Voici quelques conseils pour manger plus consciemment dans ce cadre :

- **Prévoir des pauses repas dédiées** : Essayez de prendre de véritables pauses pour manger, même si cela signifie vous éloigner de votre bureau ou de vos écrans. Prendre quelques minutes pour manger en pleine conscience, sans distraction, vous permettra de mieux savourer votre repas et de vous ressourcer.

- **Planifier vos repas et collations** : Avoir des repas et des collations planifiés à l'avance vous permet de mieux répondre à vos besoins alimentaires et d'éviter les grignotages impulsifs. Lorsque vous préparez votre repas, prenez le temps de choisir des aliments équilibrés et variés.

- **Pratiquer la pleine conscience pendant les collations** : Les collations peuvent souvent être prises sans réfléchir, surtout au travail. Appliquez les mêmes principes de pleine conscience que lors d'un repas : arrêtez-vous un instant, respirez, et concentrez-vous sur les sensations de faim ou de satiété avant de manger.

9.2.3. Sortir Manger au Restaurant

Manger au restaurant présente des défis uniques en matière de pleine conscience : portions parfois plus grandes, choix alimentaires variés, et tentation de consommer des plats plus riches. Cependant, il est tout à fait possible de manger en pleine conscience dans ce contexte :

- **Choisir consciemment vos plats** : Lorsque vous regardez le menu, prenez le temps de réfléchir à ce que votre corps a vraiment besoin. Plutôt que de choisir automatiquement les plats les plus riches ou les plus tentants, demandez-vous ce qui vous satisfera tout en respectant vos besoins nutritionnels.

- **Adapter les portions** : Les portions au restaurant peuvent être généreuses. N'hésitez pas à demander une portion plus petite, à partager un plat avec quelqu'un ou à emporter une partie de votre repas chez vous.

- **Manger lentement et savourer** : Même dans l'ambiance souvent animée d'un restaurant, vous pouvez appliquer les principes du manger conscient. Prenez le temps de savourer chaque bouchée, concentrez-vous sur les saveurs et écoutez votre satiété. Faites des pauses pendant le repas pour évaluer si vous avez encore faim.

9.3. Manger en Pleine Conscience Ne Se Limite Pas aux Repas

Il est important de comprendre que la pleine conscience alimentaire ne concerne pas uniquement les repas formels. Chaque décision que vous prenez par rapport à la nourriture, que ce soit une collation, un grignotage ou même un choix à l'épicerie, fait partie intégrante de cette approche. Voici comment appliquer la pleine conscience dans votre vie quotidienne, même en dehors des repas.

9.3.1. La Pleine Conscience Pendant les Collations

Les collations sont souvent des moments où l'on perd de vue nos intentions alimentaires, surtout lorsque nous grignotons de manière impulsive. Pour éviter cela, il est essentiel de pratiquer la pleine conscience même lorsque vous grignotez. Voici quelques stratégies :

- **Évaluer le besoin de grignoter** : Avant de prendre une collation, demandez-vous si vous avez vraiment faim ou si vous ressentez simplement l'envie de manger. Si vous n'êtes pas sûr, attendez quelques minutes et reconnectez-vous à vos sensations corporelles. Cela vous aidera à distinguer la vraie faim de l'alimentation émotionnelle ou des habitudes.

- **Choisir des collations nutritives** : Privilégiez les collations qui nourrissent votre corps, comme des fruits frais, des noix, ou des légumes croquants. Prenez le temps de choisir consciemment des aliments sains, en réfléchissant à ce qui vous fera vous sentir bien.

- **Manger en pleine conscience** : Lorsque vous mangez une collation, pratiquez la même attention que pour un repas. Mettez de côté votre téléphone ou d'autres distractions et concentrez-vous sur l'acte de manger. Savourez chaque bouchée et observez comment votre corps réagit.

9.3.2. Faire des Choix Alimentaires Conscients

La pleine conscience alimentaire doit également s'étendre à vos choix alimentaires en dehors des repas. Que vous fassiez vos courses ou que vous choisissiez un restaurant, la conscience peut vous aider à faire des choix plus sains et plus adaptés à vos besoins. Voici quelques conseils :

- **Faire des courses en pleine conscience** : Lorsque vous allez faire vos courses, préparez une liste d'aliments sains à l'avance et engagez-vous à y rester fidèle. En magasin, prenez le temps d'observer les produits, de lire les étiquettes et de réfléchir à leur valeur nutritive.

- **Évaluer les envies avant d'acheter** : Si vous êtes tenté d'acheter un aliment transformé ou moins nutritif, prenez un moment pour évaluer si cet achat correspond à vos objectifs de santé. Posez-vous des questions : « Pourquoi ai-je envie de cet aliment ? », « Est-ce que cela me nourrira vraiment ? ». Cela peut vous aider à prendre des décisions plus éclairées.

- **Consommer des aliments de saison et locaux** : Lorsque cela est possible, choisissez des aliments de saison et provenant de producteurs locaux. Non seulement c'est souvent plus nutritif, mais cela vous permet aussi de vous reconnecter à votre environnement et de soutenir les communautés locales.

9.4. Surmonter les Obstacles à la Pratique de la Pleine Conscience

Malgré votre engagement envers la pleine conscience alimentaire, vous pourriez rencontrer des obstacles dans votre cheminement. Que ce soit des moments de stress, des habitudes bien ancrées ou la pression sociale, il est important d'anticiper ces défis et de développer des stratégies pour les surmonter.

9.4.1. Faire Face à un Environnement Stressant

Les périodes de stress peuvent facilement nous éloigner de nos pratiques de pleine conscience. Dans ces moments-là, il est essentiel de rappeler que même quelques instants de pleine conscience peuvent faire une grande différence :

- **Intégrer des pauses conscientes dans votre journée** : Accordez-vous des pauses régulières pour vous reconnecter à votre corps et à votre respiration. Même cinq minutes de respiration consciente peuvent vous aider à apaiser votre esprit et à renforcer votre engagement envers la pleine conscience.

- **Rappels visuels** : Créez des rappels visuels pour vous inciter à pratiquer la pleine conscience. Cela peut être un post-it sur votre réfrigérateur, une notification sur votre téléphone, ou tout autre symbole qui vous rappelle de vous ancrer dans le moment présent avant de manger.

9.4.2. Éviter les Jugements Négatifs

Un autre obstacle courant est la tendance à se juger sévèrement lorsque l'on échoue à pratiquer la pleine conscience. Rappelez-vous que le chemin vers la pleine conscience est un processus, et qu'il est normal d'avoir des hauts et des bas. Voici comment surmonter ces jugements :

- **Pratiquer l'auto-compassion** : Soyez bienveillant envers vous-même et reconnaissez que chaque jour est une nouvelle occasion de pratiquer la pleine conscience. Plutôt que de vous blâmer pour un moment où vous avez mangé de manière inconsciente, utilisez-le comme une opportunité d'apprentissage.

- **Se concentrer sur le progrès plutôt que sur la perfection** : Évaluez votre pratique de la pleine conscience en fonction de votre progression personnelle, pas de vos attentes idéales. Célébrez vos petites victoires et reconnaissez chaque effort pour intégrer la pleine conscience dans votre vie.

9.4.3. Gérer la Pression Sociale

Les situations sociales peuvent également poser des défis à votre pratique de la pleine conscience. Que ce soit lors d'un repas de famille, d'une fête ou d'un dîner au restaurant, il est facile de se laisser entraîner par les attentes ou les habitudes des autres. Voici quelques conseils pour rester conscient :

- **Être ferme mais flexible** : Il est possible de dire non à des choix alimentaires qui ne vous conviennent pas tout en restant aimable et ouvert. Si vous êtes en désaccord avec une offre, vous pouvez décliner poliment sans entrer dans les détails de vos choix alimentaires.

- **Communiquer vos intentions** : Si vous vous sentez à l'aise, expliquez à vos proches votre engagement envers une alimentation consciente. Cela peut les aider à comprendre vos choix et à les respecter.

- **Utiliser des stratégies de pleine conscience en groupe** : Si vous êtes dans une situation sociale, proposez des activités qui encouragent la pleine conscience, comme des discussions sur la nutrition, des jeux de groupe autour de la nourriture, ou même la préparation d'un repas ensemble.

9.5. Conclusion

Appliquer la pleine conscience dans votre vie quotidienne est un processus continu et dynamique. Cela demande de la pratique, de la patience et une volonté de rester connecté à vous-même. Que ce soit à travers des repas en famille, des déjeuners au travail ou des choix alimentaires dans les magasins, chaque moment offre une opportunité d'être présent.

En intégrant la pleine conscience à votre quotidien, vous renforcez non seulement votre relation avec la nourriture, mais vous enrichissez également votre vie de manière globale. Cette approche vous permet de faire des choix alimentaires plus éclairés, de savourer chaque bouchée, et d'écouter avec bienveillance les signaux de votre corps.

Chaque pas que vous faites vers la pleine conscience est une avancée vers un équilibre alimentaire durable. À travers cette pratique, vous pouvez transformer votre expérience alimentaire en un chemin d'apprentissage, de découverte et de connexion à votre corps et à vos émotions. Le voyage vers la pleine conscience est une aventure précieuse qui vous aidera à mener une vie plus équilibrée et nourrissante.

Chapitre 10

Rebâtir une Relation Durable et Saine avec la Nourriture

Dans ce dernier chapitre, nous allons explorer comment la pratique du manger conscient peut transformer durablement notre relation avec la nourriture. En intégrant la pleine conscience dans nos comportements alimentaires, nous avons la possibilité de créer un changement profond et positif dans notre approche de l'alimentation. Nous aborderons la patience et la persévérance nécessaires pour établir cette nouvelle relation, ainsi que des témoignages et des études de cas qui mettent en lumière l'impact bénéfique de cette approche sur la perte de poids, la gestion du stress et le bien-être général. Enfin, nous conclurons notre exploration en soulignant l'importance d'une alimentation intuitive et respectueuse de soi.

10.1. La Transformation Durable par le Manger Conscient

Le manger conscient n'est pas une solution rapide ni un régime éphémère ; c'est un engagement à long terme envers soi-même et envers une alimentation qui nourrisse non seulement notre corps, mais aussi notre esprit. Lorsqu'on adopte cette approche, on commence à voir la nourriture non pas comme un ennemi ou une source de stress, mais comme une alliée qui peut enrichir notre vie.

10.1.1. Reconnaître les Comportements Alimentaires

L'un des premiers pas vers cette transformation est de prendre conscience de nos comportements alimentaires habituels. Cela implique de se poser des questions sur notre manière de manger :

- **Mangeons-nous par habitude ou par besoin ?**

- **Y a-t-il des déclencheurs émotionnels qui nous poussent à manger ?**

- **Prendre le temps de réfléchir à nos choix alimentaires nous permet d'identifier les schémas qui ne servent pas notre bien-être.**

La pleine conscience nous aide à prendre du recul et à observer nos comportements sans jugement. Cela nous permet de créer un espace entre un stimulus (comme le stress) et notre réponse (comme la nourriture). Ce processus d'observation est essentiel pour briser les cycles de l'alimentation compulsive ou émotionnelle.

10.1.2. Établir de Nouvelles Habitudes

La transformation durable nécessite également de remplacer les anciennes habitudes par de nouvelles pratiques qui soutiennent un mode de vie sain. Le manger conscient nous enseigne à développer des habitudes alimentaires qui :

- **Respectent nos signaux de faim et de satiété**

- **Valorisent la qualité des aliments que nous consommons**

- **Encouragent la variété et la découverte de nouvelles saveurs et textures**

En pratiquant régulièrement la pleine conscience, nous avons l'opportunité de renforcer notre relation avec la nourriture. Cela nous permet de faire des choix plus éclairés et de mieux apprécier chaque repas. Avec le temps, ces nouvelles habitudes deviennent ancrées et peuvent mener à des changements significatifs dans notre comportement alimentaire.

10.2. Patience et Persévérance dans la Pratique du Manger Conscient

La route vers une relation saine avec la nourriture est souvent semée d'embûches et demande une approche patiente et persévérante. Voici quelques éléments clés à garder à l'esprit lors de ce voyage.

10.2.1. Accepter le Processus

Il est important de comprendre que la transformation ne se produit pas du jour au lendemain. Chaque personne a son propre rythme, et il est essentiel de se donner la permission d'avancer à son propre tempo. Les obstacles, comme des moments de déconnexion ou des rechutes dans d'anciennes habitudes, sont normaux. Ce qui importe, c'est notre capacité à revenir à la pratique du manger conscient sans se juger.

- **Prendre conscience de ses progrès** : Gardez une trace de vos expériences de manger conscient dans un journal. Notez les moments où vous avez réussi à pratiquer la pleine conscience, ainsi que ceux où vous avez rencontré des défis. Cela vous aidera à reconnaître votre évolution et à rester motivé.

10.2.2. Développer la Résilience

La résilience est essentielle dans ce processus. Il est normal de rencontrer des obstacles, mais c'est la manière dont nous réagissons face à ces défis qui détermine notre succès à long terme. La pleine conscience nous permet d'aborder les situations difficiles avec un esprit ouvert et d'apprendre de nos erreurs.

- **Techniques de gestion du stress** : Intégrez des techniques de gestion du stress dans votre routine quotidienne, comme la méditation, le yoga ou des exercices de respiration. Ces pratiques peuvent vous aider à rester centré et à mieux gérer les émotions qui pourraient autrement vous amener à des comportements alimentaires impulsifs.

10.3. Témoignages et Études de Cas

Pour illustrer l'impact positif du manger conscient, examinons quelques témoignages et études de cas qui montrent comment cette pratique peut transformer des vies.

10.3.1. Témoignage d'un Participant à un Programme de Manger Conscient

Marie, 35 ans, a participé à un programme de manger conscient après avoir lutté avec des problèmes de poids pendant des années. Elle a commencé à se sentir déconnectée de ses signaux de faim et de satiété, ce qui l'a conduite à manger de manière compulsive.

Après plusieurs mois de pratique du manger conscient, elle a noté des changements significatifs :

- **Récupération des Sensations** : Marie a commencé à reconnaître ses signaux de faim et à les respecter. Elle a appris à écouter son corps et à se nourrir en fonction de ses besoins réels.

- **Réduction du Stress** : La pleine conscience lui a permis de mieux gérer le stress et les émotions, diminuant ainsi son recours à la nourriture comme mécanisme de coping.

- **Perte de Poids Durable** : Au fil du temps, Marie a perdu du poids de manière saine et durable, mais ce qui l'a le plus marquée, c'est son changement d'état d'esprit. Elle n'a plus vu la nourriture comme un ennemi, mais comme un élément essentiel de sa vie.

10.3.2. Étude de Cas : Manger Conscient et Bien-être Global

Une étude menée par des chercheurs a examiné les effets du manger conscient sur un groupe d'adultes souffrant d'obésité. Les participants ont suivi un programme de 8 semaines axé sur la pleine conscience et la nutrition. Voici quelques résultats clés :

- **Amélioration de la Santé Mentale** : Les participants ont rapporté une réduction des symptômes d'anxiété et de dépression. L'approche pleine conscience a été liée à une augmentation du bien-être général.

- **Changements dans le Comportement Alimentaire** : Les participants ont constaté une diminution de la suralimentation et une amélioration de leur rapport à la nourriture. Beaucoup ont signalé qu'ils prenaient plus de plaisir à manger et étaient moins préoccupés par leur poids.

- **Durabilité des Résultats** : Les chercheurs ont observé que les changements dans les comportements alimentaires et le bien-être persistaient plusieurs mois après la fin du programme, soulignant la durabilité des résultats obtenus grâce au manger conscient.

10.4. Conclusion : Vers une Alimentation Intuitive et Respectueuse de Soi

Alors que nous concluons ce chapitre, il est essentiel de rappeler que le chemin vers une relation saine avec la nourriture est unique à chacun. En adoptant la pleine conscience, nous nous engageons à explorer notre rapport à la nourriture avec curiosité et bienveillance.

L'alimentation intuitive, qui découle de la pratique du manger conscient, nous permet de nous reconnecter à notre corps, de célébrer la diversité des aliments et de nourrir notre bien-être global. Cela implique d'accepter nos besoins, nos envies et nos émotions sans jugement.

En conclusion, la transformation de notre relation avec la nourriture ne repose pas seulement sur des choix alimentaires, mais sur une réévaluation de nos comportements, de nos émotions et de nos croyances. En intégrant le manger conscient dans notre quotidien, nous avons le pouvoir de créer une vie nourrissante et équilibrée, où chaque repas devient une célébration de la santé et du plaisir.

Alors que vous vous apprêtez à appliquer ces principes dans votre vie, rappelez-vous que chaque pas compte. Célébrez vos réussites, soyez indulgent envers vous-même lors des échecs, et continuez à avancer sur ce chemin de découverte et de croissance. Votre relation avec la nourriture peut devenir une source de joie, d'énergie et de bien-être durable. Vous avez le pouvoir de nourrir votre corps et votre esprit avec respect et amour.

TABLE DES MATIERES

A propos de l'auteur

Ericson M'TREIZE est un nutritionniste et écrivain français né en 1969 à Kinshasa d'un père officier de l'armée de terre et d'une mère cheffe d'un restaurant étoilé. Il développe dès son plus jeune âge un intérêt pour la santé et le bien-être. Après des études en biologie à l'Université Claude Bernard, il poursuit une spécialisation en diététique et nutrition, obtenant un diplôme de master en nutrition humaine à l'Université de Montpellier.

Dans les années 2000, Ericson commence à travailler comme consultant en nutrition pour divers hôpitaux et cabinets privés. C'est au cours de cette période qu'il se passionne pour les problématiques liées à l'obésité, notamment la gestion des portions alimentaires comme facteur clé dans la perte de poids durable. Sa méthode repose sur une approche scientifique, mais aussi comportementale, intégrant la psychologie alimentaire et l'éducation nutritionnelle.

En plus de son travail d'écrivain, Ericson est également un fervent défenseur de la cuisine locale et de la réduction du gaspillage alimentaire, deux valeurs qui se reflètent dans son approche nutritionnelle.

Aujourd'hui, le bien-être de l'humain reste son cheval de bataille.